Sintomatología ansiosa en atención primaria

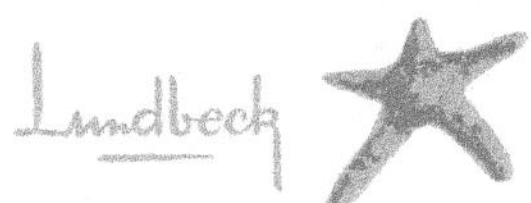

Sintomatología ansiosa en atención primaria

Algoritmos diagnósticos y terapéuticos

Dr. Enric Álvarez
Dr. Cristóbal Gastó
Dr. Miquel Roca

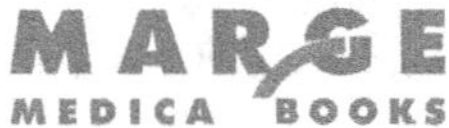

MARGE
MEDICA BOOKS

Colección: AVANCES EN PSIQUIATRÍA

SINTOMATOLOGÍA ANSIOSA EN ATENCIÓN PRIMARIA
Editores: Dr. Enric Álvarez, Dr. Cristóbal Gastó, Dr. Miquel Roca

1.ª edición 2008

© *Copyright* de esta edición: ICG Marge, SL

Edita
ICG Marge, SL
València, 558, ático 2.ª
08026 Barcelona (España)
Tel. +34-932 449 130
Fax +34-932 310 865
www.marge.es

Director editorial
Héctor Soler

Gestión editorial
Ana Soto
Laura Matos

Producción editorial
Estela Serrano
Miguel Ángel Roig

Colaboración editorial
Anna Palacios
Mercedes Lara

Impresión
Novoprint (Sant Andreu de la Barca)

ISBN: 978-84-92442-06-5
Depósito Legal:

Índice

Autores

Autores

Enric Álvarez
Director del Servicio de Psiquiatría
Profesor titular de Psiquiatría
Universidad Autónoma de Barcelona
Hospital de la Santa Creu i Sant Pau
CiberSam
Barcelona
ealvarez@santpau.cat

Cristóbal Gastó
Catedrático de Psiquiatría
Facultad de Medicina
Hospital Clínic
Universidad de Barcelona
CiberSam
Barcelona
cgasto@clinic.ub.es

Miquel Roca
Profesor titular de Psiquiatría
Coordinador Unitat de Psiquiatría
y Psicología Clínica
Hospital Joan March
Universitat de les Illes Balears
Palma de Mallorca
mroca@uib.es

Sintomatología ansiosa en atención primaria

Capítulo 1

Miedo, ansiedad y estrés

Enric Álvarez

1   Introducción

1.1   El miedo: una respuesta adaptativa

Ante una situación de peligro todos los mamíferos presentan una respuesta de miedo caracterizada por una intensa actividad del sistema nervioso vegetativo (SNV) y mediatizada por el hipotálamo. Esta respuesta incluye un incremento de la frecuencia cardíaca y respiratoria, una dilatación de los vasos, un aumento de la tensión muscular, y todos aquellos cambios que facilitarán una respuesta de huida. Aunque siempre será objeto de discusión por parte de los psicólogos experimentalistas, podemos considerar que ante determinados estímulos a los que nunca se ha sido expuesto, la mayoría de mamíferos y, entre ellos, el ser humano presentan este tipo de respuesta; en otras palabras, son estímulos incondicionados (EI), es decir «no condicionados» y propios de la especie.

El miedo es, en conclusión, una respuesta adaptativa, dado que permite la huida ante situaciones amenazantes.

1.2   El miedo condicionado: ansiedad

Un estímulo neutro (EN) es aquél ante el cual no detectamos ninguna respuesta. Ahora bien, si un estímulo neutro (como puede ser un color, un sonido, una textura o un objeto) es repetidamente asociado a uno doloroso o molesto, será capaz de inducir la misma respuesta que el estímulo de dolor. Se ha producido, por tanto, un condicionamiento simple por asociación. El estímulo que era neutro ahora produce temor (como ocurre en el caso del castigo) y ha pasado a ser un estímulo condicionado (EC).

El miedo condicionado puede ser adaptativo. Imaginemos la siguiente situación: un día salimos de una cena con unos amigos y volvemos a casa paseando, entonces nos percatamos que el alumbrado público no funciona y que la calle está muy oscura; aun así, a lo lejos podemos ver a un par de individuos apoyados en la pared, aparentemente ociosos. Es probable que nuestra tendencia sea evitar esta situación; la oscuridad, la hora de madrugada y los dos sujetos condicionan una respuesta adaptativa. Otro ejemplo lo encontramos en los conflictos bélicos: las sirenas que avisan de un bombardeo o determinadas situaciones en el frente de batalla provocan respuestas de huida o evitación del peligro.

La ansiedad que tratamos los médicos, y de las que se lamentan los pacientes, constituyen condicionamientos del miedo en situaciones no peligrosas; es decir, situaciones u objetos que para la mayoría de la población son EN para el sujeto ansioso son EC de miedo. El individuo sentirá que el corazón se acelera, la boca se seca y todo él se pone en tensión (muscular) en situaciones que resultan totalmente anodinas para las personas que lo rodean.

El concepto importante para entender el fenómeno de la ansiedad o miedo condicionado es la **generalización.** Cuando un EN pasa a ser un EC de miedo, algunos estímulos cercanos a éste quedan también condicionados. En algunos sujetos, la cadena de generalización es tan amplia que ciertos estímulos, previamente neutros, no tienen aparentemente ninguna relación con el EC en primer lugar. Estos condicionamientos no sólo se producen en la vida real sino que pueden producirse en procesos exclusivamente ideativos.

En condiciones normales, un EC que no es asociado a situaciones de miedo real, o bien que al presentarse no es reforzado, positiva o negativamente, pierde la capacidad condicionada de producir miedo. Este proceso se denomina **extinción.** La extinción también se produce al ser reforzada una conducta alternativa, es decir, incompatible con la que es productora de ansiedad. Éste es uno de los principios de la terapia del comportamiento en el proceso de los trastornos de ansiedad.

Sin embargo, como bien sabe cualquier clínico con experiencia, éste no es el desenlace habitual. La conservación del condicionamiento del miedo se produce, habitualmente, porque evitar situaciones temidas refuerza el condicionamiento y perpetúa la existencia de estos EC. La razón es que una vez se ha producido el condicionamiento del miedo, la ansiedad resulta un **reforzador negativo** de un poder difícilmente equiparable a ningún otro. Un reforzador negativo es, por tanto, aquel estímulo que aumenta la frecuencia de la conducta que se ha utilizado para calmar la ansiedad en un momento preciso. Es decir, en un paciente ansioso, la desaparición de la ansiedad, aunque sea puntual, refuerza el comportamiento que esté efectuando el sujeto: evitar una situación fóbica reforzará huir de ese contexto y, por tanto, empeorará la fobia; o, por ejemplo, la reducción momentánea de la ansiedad al realizar un ritual, aumentará la frecuencia de dicha conducta en un paciente obsesivo.

Así pues, una vez condicionado el miedo, y si el sujeto sufre ansiedad, la perpetuación de la misma depende de su intensidad, de la capacidad de generalización y, por tanto, de su poder como reforzador negativo. En conclusión, desde un punto de vista etiopatogénico, es probable que un factor decisivo sea la intensidad de dicha ansiedad, así como los factores bioquímicos y neuroanatómicos implicados en su producción.

1.3　El mantenimiento de las respuestas de ansiedad: consolidando la memoria del miedo

Los acontecimientos que producen miedo son recordados con mayor intensidad que aquellos emocionalmente neutros. La consolidación de la memoria, para este tipo de situaciones, es más potente y estable que para cualquier otro tipo de sucesos (McGaugh, 2000).

En estudios preclínicos se ha constatado que la administración de activadores como la noradrenalina, adrenalina o cortisol durante la fase de adquisición de la memoria aumenta su consolidación y recuperación (Roozendal, 2000; McGaugh & Roozendal, 2002). De este modo, la «memorización» del condicionamiento del miedo (ansiedad) aumenta, sobre otros procesos, debido a su propia naturaleza: la liberación de adrenalina, noradrenalina y glucocorticoides durante las experiencias de temor.

Cabe destacar que, en situaciones experimentales, se ha podido constatar cómo la administración de sustancias que disminuyen el efecto de los neurotransmisores y de las hormonas activadoras, anteriormente citadas, puede disminuir de forma significativa el condicionamiento del miedo, reduciendo la consolidación de la memoria para dicho proceso. Cahill y colaboradores (2000) demostraron experimentalmente en ratas que los sujetos que consolidaban mejor los recuerdos de situaciones de miedo mostraban una reducción del condicionamiento ansioso cuando se les administraban beta-bloqueantes (propanolol), durante la situación de aprendizaje. Asimismo, Debiec y LeDoux (2006) consiguieron anular el condicionamiento del miedo en ratas bloqueando la actividad noradrenérgica en la amígdala de los sujetos durante las sesiones de aprendizaje.

También disponemos de datos en humanos que corroboran esta idea. Southwick y colaboradores (2002) demostraron que el condicionamiento de respuestas de temor correlaciona con el principal metabolito de la noradrenalina cerebral: el MHPG (3-metoxi-4-hidroxi-fenilglicol). En estudios piloto abiertos se pudo constatar una reducción de la aparición de sintomatología por trastorno de estrés postraumático (TEPT), cuando a los pacientes se les administraba propanolol en situaciones agudas. Concretamente Pitman y colaboradores (2002), en el ámbito de un servicio de urgencias, administraron propanolol a personas víctimas de situaciones de catástrofe durante las primeras seis horas constatando una diferencia significativa respecto a los sujetos que recibieron placebo en la aparición de un TEPT. Aunque, posteriormente, Stein y colaboradores (2007) no confirmaron, en un estudio preliminar, estos mismos datos en una muestra de pacientes lesionados graves en accidentes. La administración del propanolol se efectuó en este caso en las primeras 48 horas. Es posible que el tiempo transcurrido entre la vivencia de la situación de miedo y el bloqueo de la actividad adrenérgica con un fármaco sea un parámetro crítico para la consolidación de la memoria del aprendizaje y la aparición de la clínica ansiosa.

Es recomendable la lectura de la revisión de Strawn y Geracioti (2008), sobre la utilización de fármacos antiadrenérgicos con el objetivo de evitar la consolidación de la memoria en situaciones de posible condicionamiento del miedo, durante experiencias traumáticas. La utilidad de la administración precoz de este tipo de fármacos después de experiencias relacionadas con catástrofes, accidentes o actos violentos debe ser considerada, explorada y estudiada adecuadamente. En todo caso, los datos reseñados ayudarán al lector a deducir por sí mismo los mecanismos farmacológicos que plantearemos en el tratamiento de los trastornos de ansiedad.

2   Las vías del miedo y la ansiedad en el cerebro

En primera instancia, son los receptores sensoriales los que detectan la situación de riesgo. Los estímulos auditivos, visuales y somatosensoriales son «conducidos», directamente o a través de una conexión sináptica, al tálamo dorsal que actúa como una primera estación retransmisora de información relevante de peligro. Posteriormente, la información es remitida a las áreas de recepción primaria de la corteza cerebral y de allí a las áreas de asociación visual, auditiva y somatosensorial. Desde las áreas de asociación cortical, las aferencias más relevantes son hacia la amígdala. Existe también una vía «corta» que conecta, entre otros, los estímulos olfatorios directamente con la corteza entorrinal y sobre todo con la amígdala, estructura que, como veremos, es clave en el proceso de recepción de estímulos de peligro y emisión de conductas de huida. También, los estímulos viscerales acceden directamente a la amígdala a la vez que al locus ceruleus. El locus ceruleus recibe, a su vez, aferencias desde la amígdala y el hipotálamo. Es el núcleo «encrucijada» de los sistemas noradrenérgicos del cerebro.

Desde la amígdala y el locus ceruleus se proyectan, por una parte, conexiones con el hipotálamo que, a su vez, será el responsable de estimular los sistemas simpático y parasimpático. Éstos producen toda la sintomatología visceral relacionada con la respuesta de miedo/ansiedad: aumento de presión arterial, frecuencia cardíaca, sudoración, piloerección y dilatación pupilar (simpática), así como polaquiuria y aumento de la motilidad intestinal (vago).

La primera respuesta adaptativa a la situación de amenaza estaría mediada por la vía corta mencionada, mientras que la vía larga (que pasa por la «estación retransmisora» que es el hipotálamo y las áreas corticales de asociación) tendría un papel más relevante sobre el mantenimiento de estas conductas adaptativas (viscerales y motoras).

Desde la propia amígdala, las proyecciones hacia el estriado y la corteza prefrontal serán las encargadas de integrar y efectuar las respuestas motoras de huida. Éstas son dos áreas intensamente inervadas desde la amígdala, lo cual sugiere que esta estructura puede regular también la respuesta motora, esencial en una situación de amenaza.

La primera evidencia de la importancia de esta estructura cerebral, en el reconocimiento de la amenaza y la consiguiente provocación de miedo, fue el caso de una mujer con una destrucción bilateral de las amígdalas. La paciente sufría la enfermedad de Urbach-

Wiethe y era incapaz de distinguir las expresiones de miedo y disgusto en las fotografías que se le mostraban. Posteriormente se ha confirmado esta característica en pacientes afectos de esta enfermedad confirmando la ausencia de amígdalas por neuroimagen (Siebert y cols., 2003). La ablación quirúrgica en animales de experimentación también corrobora la importancia de esta estructura. Es legendario el síndrome de Klüber-Bucy en primates en los que los autores (Heinrich Klüver y Paul Bucy) extirparon ambos lóbulos temporales. Además de mostrar una hipersexualidad notable, los primates no mostraban temor ante estímulos habitualmente amenazantes para su especie. Incluso después de ser atacados por una serpiente seguían acercándose a ella con curiosidad e intentaban reiteradamente examinarla.

Por otra parte, ha sido reportado un incremento de las conductas de temor, a la vez que agresiones violentas, en gatos a los que se había estimulado eléctricamente la amígdala. Es posible que las amígdalas de ambos lóbulos temporales jueguen un papel distinto aunque igualmente esencial. Lanteaume y colaboradores (2007) estudiaron un grupo de pacientes candidatos a neurocirugía funcional por su refractariedad terapéutica. Previamente a su implantación, utilizaron los electrodos para estimular separadamente ambas amígdalas. La activación de la amígdala derecha producía emociones negativas de miedo y efectos vegetativos de ansiedad, mientras que el mismo proceso en la izquierda inducía sensaciones placenteras. Estos resultados introducen la posibilidad de una asimetría funcional en el notable papel de la amígdala en el procesamiento de las emociones.

Las modernas técnicas de neuroimagen funcional permiten estudiar la actividad *in vivo* del cerebro. La resolución de dichas pruebas permite una aproximación que sugiere la posibilidad de diseñar, en un futuro cercano, nuevas vías terapéuticas a través de un mejor conocimiento de las vías neurales implicadas en la patogenia de la ansiedad.

Se han descrito algunas similitudes en la ansiedad que presentan pacientes con diagnósticos aparentemente dispares. En sujetos con fobia social se constató que al exponerlos a hablar en público presentaban un aumento de la actividad en la amígdala y una disminución en la corteza orbitofrontal e ínsula en relación a sujetos sanos (Tillfors y cols., 2002). Se han encontrado resultados parecidos en la patología de pánico y en la fobia simple. Más significativos, si cabe, son los resultados publicados por Shin y colaboradores (2005) en un estudio caso-control con pacientes afectos de TEPT y sujetos sanos. Encontraron resultados parecidos, aunque con mayor grado de significación. Las técnicas de neuroimagen funcional insinúan claramente un mecanismo similar subyacente en los pacientes que sufren ansiedad: una respuesta amigdalina/límbica hiperactiva frente a estímulos estresantes, mal modulada o compensada por una actividad cortical deficiente.

En relación al relevante papel de la amígdala (tanto en la identificación de estímulos amenazantes, como en la producción de respuestas relacionadas con el miedo y la ansiedad) la neuroimagen también nos ha facilitado interesantes aportaciones. Entre ellas, cabe destacar el estudio sobre un grupo de adolescentes que fueron observados durante la realización de resonancia funcional, estimulando emociones de temor con imágenes amena-

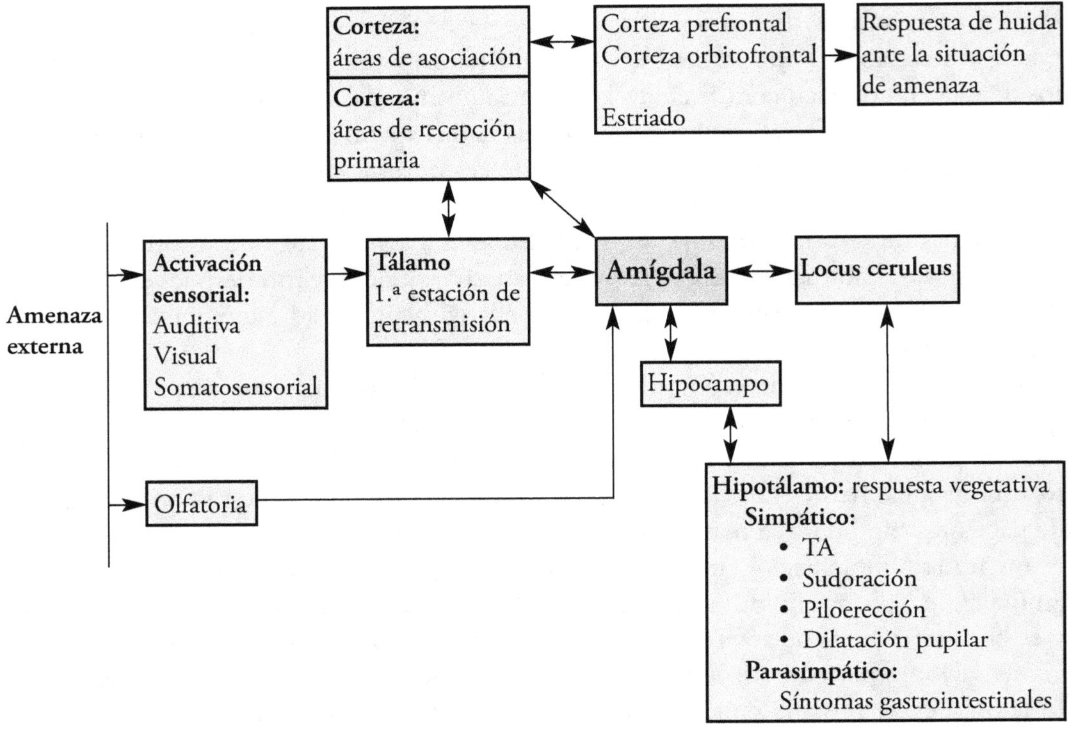

Figura 1. Esquema simplificado de las vías neurales para la percepción de la amenaza y la respuesta vegetativa y motora de huida.

zantes; los autores comunicaron un incremento de la actividad amigdalar que se correlacionaba significativamente con el incremento de la frecuencia cardíaca (Yang y cols., 2007).

En la figura 1 se muestra un esquema simplificado sobre las vías neurales que intervienen en los procesos de percepción de la amenaza y producción de una respuesta de huida.

3   Las bases bioquímicas del miedo y la ansiedad

Así pues, la presencia de activadores, como la noradrenalina, juegan un rol decisivo en la consolidación de la memoria y pueden suponer la consolidación del condicionamiento del miedo. Obviamente, en una situación de temor, la presencia de sustancias activadoras está garantizada, constituyendo en sí una situación de «círculo vicioso» que impide, con frecuencia, la extinción espontánea de la ansiedad.

Cuando un animal, convenientemente monitorizado pero con libertad de movimientos, se enfrenta a una situación de miedo, la actividad del locus ceruleus se multiplica por dos o por tres. Sin embargo, enfrentarlo a una situación nueva no aumenta la actividad de este núcleo (ver revisión de Charney y Drevets en *Neuropsychopharmacology: The fifth Generation of Progress,* 2002, páginas 301-330). Del mismo modo, la exposición a miedo condicionado o maniobras que causen inquietud en animales de experimentación inducen un aumento de actividad del locus ceruleus (Bremner y cols., 1996). El locus ceruleus es la encrucijada más importante de las vías noradrenérgicas en el cerebro, por lo que todas estas situaciones comportan siempre un incremento en la liberación de noradrenalina. Del mismo modo, la estimulación eléctrica de este núcleo induce, asimismo, un aumento en la actividad noradrenérgica.

No es necesario que un sujeto se exponga a situaciones fácilmente relacionables con el condicionamiento del miedo, como lo son las catástrofes, accidentes o situaciones que implican un alto grado de violencia. La exposición repetida a situaciones generadoras de ansiedad leve también puede implicar condicionamiento del miedo. Este proceso se denomina **sensibilización** y dependerá de la reactividad individual al aumento de liberación de noradrenalina, adrenalina y glucocorticoides durante la exposición a las citadas situaciones (Charney & Drevets, 2002).

En determinados momentos, el sujeto expuesto a situaciones de temor, no sólo no efectuará una respuesta de huida desde el punto de vista motor, sino una inhibición conductual reactiva. Es lo que se denomina **indefensión aprendida** y podría estar relacionada con un agotamiento o insuficiencia del sistema noradrenérgico durante la exposición repetida a situaciones estresantes o amenazantes. Es lo que en términos populares se denominaría «quedarse paralizado de miedo».

Las personas sometidas a situaciones estresantes (amenazas leves repetidas) presentan un aumento de la actividad adrenérgica que puede evidenciarse de diversas formas. Por ejemplo, en niñas que han sufrido abuso sexual, los niveles de catecolaminas en orina, concretamente del MHPG, principal metabolito de la noradrenalina central son significativamente mayores que en niñas control apareadas por edad (De Bellis y cols., 1994). En mujeres con historia de abusos sexuales en la infancia y sintomatología de TEPT, se presenta un aumento significativo de catecolaminas en orina de 24 horas (dopamina, noradrenalina y cortisol) si experimentaron abuso sexual en la edad adulta (Friedman y cols., 2007), confirmando la presencia constante de la relación miedo-ansiedad-aumento de actividad adrenérgica.

4   Las bases del tratamiento farmacológico de la ansiedad

4.1   *Cómo interferir en los sistemas activadores*

Es esencial recordar cuál es el funcionamiento sináptico para deducir las posibilidades que existen para interferir, reducir o modificar su actividad.

4.1.1   *El funcionamiento de la sinapsis (ampliar información en Bear y cols.,* Neuroscience: Exploring the Brain)

Los neurotransmisores son sintetizados mayoritariamente en el soma neuronal empleando aminoácidos precursores: la serotonina (5HT), a partir del triptófano; la adrenalina, a partir de la vía fenil-alanina, tirosina y la acetilcolina que tiene como precursores la lisina y la colina. Aunque el proceso de síntesis es el mismo que fuera del sistema nervioso central (SNC), y cualquier cambio suele ser común a ambas vías, la neurona «fabrica» la mayor parte de los neurotransmisores que utiliza.

Posteriormente el neurotransmisor se desplaza hacia las terminaciones axonales y se almacena en forma de vesículas presinápticas. Cuando llega una nueva despolarización el neurotransmisor es vertido al espacio sináptico por exocitosis. Una vez en la sinapsis, el neurotransmisor se acopla a la mayoría de estructuras por las que tiene afinidad. A continuación comentaremos los puntos clave de este proceso que pueden ser modificados farmacológicamente:

- **Exocitosis:** es el mecanismo a través del cual se vierten los neurotransmisores, en este caso noradrenalina, al espacio sináptico. Las vesículas presinápticas que contienen el neurotransmisor se acercan a la membrana celular en la terminación axonal. La entrada masiva de Ca regulada por la bomba de calcio, activa las denominadas **proteínas de anclaje,** situadas en la citada membrana celular, que se acoplan a las vesículas. Momentánea y literalmente diluyen su pared con la de la célula quedando el neurotransmisor abocado al espacio intersináptico. La fracción alfa 2 delta, una de las proteínas reguladoras del canal del Ca, se activa selectivamente en situaciones de hiperactividad noradrenérgica reduciendo la apertura del canal y reduciendo, por tanto, la actividad del mecanismo de exocitosis (Dooley y cols., 2007). En la figura 2 puede verse un esquema de este proceso.
- **Receptores postsinápticos:** la diana principal de los neurotransmisores. Al unirse a este receptor, se producen las señales adecuadas para poner en marcha los cambios intracelulares en la siguiente neurona que implicará su despolarización y la continuación en la transmisión sináptica. Cada subtipo de receptor tiene efectos más o menos específicos a nivel funcional. Y cada receptor tiene afinidad por un solo neurotransmisor; sin embargo, un neurotransmisor posee afinidad para distintos receptores que constituyen los subtipos de una misma familia.
- **Receptores presinápticos:** están situados en el soma neuronal de la misma célula que ha liberado el neurotransmisor. Se encuentran no sólo a nivel de terminación axonal sino en todo el cuerpo neuronal. Su misión es actuar como inhibidor en el mecanismo de contrarregulación que modula la liberación del neurotransmisor. Cuando es saturado por éste, indica a la neurona que hay suficiente neurotransmisor en la sinapsis e inhibe su liberación.

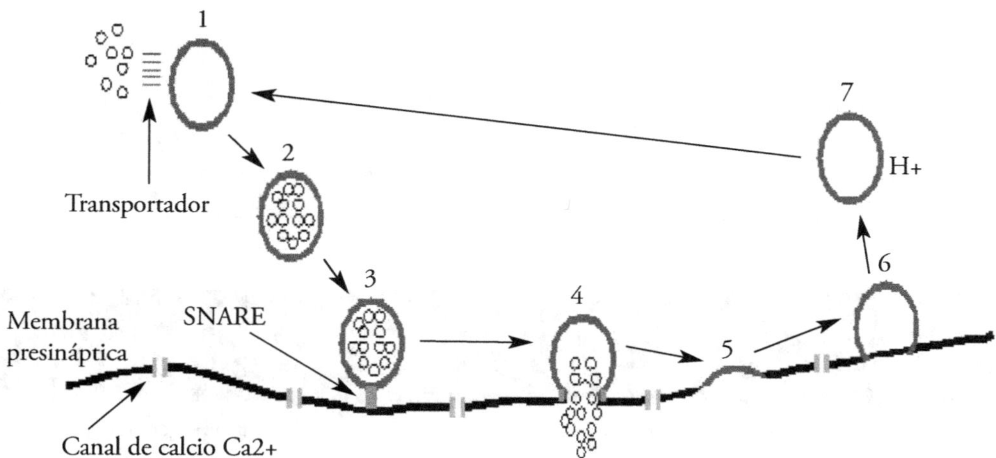

Figura 2. Proceso de la exocitosis. Las proteínas de anclaje (SNARE: soluble N-ethylmaleimide-sensitive factor attachment protein receptor) *fijan las vesículas de almacenamiento del neurotransmisor con la membrana celular (3), las diluyen con ésta y el contenido se vierte en el espacio intersináptico (4); el proceso está mediatizado por los canales de Ca. Consumida la proteína de anclaje, la membrana de la vesícula de almacenaje se regenera y es usada de nuevo para almacenar el neurotransmisor (1) (2).*

— **Transportadores** (Barker & Blakely, 1995): son moléculas proteicas cuya misión es la recaptación del neurotransmisor a la propia neurona que lo ha liberado. Se inicia casi a la vez que la liberación del neurotransmisor y se trata de un mecanismo de «limpieza» de la sinapsis y no de «ahorro» como se había postulado. Es un mecanismo mucho más rápido que la metabolización de las aminas a través de las enzimas que se comentan a continuación. Su importancia reside en ser el mecanismo que regula prioritariamente el tiempo de «exposición» del neurotransmisor al receptor postsináptico. Evita que el mecanismo de transmisión implique una despolarización prolongada que, a su vez, impediría la llegada de un nuevo estímulo, es decir, de una nueva despolarización. Los transportadores para serotonina y noradrenalina son conocidos por sus siglas anglosajonas: SERT *(serotonin transporter)* y NAT *(noradrenalin transporter),* en castellano TSER y TNA, respectivamente.

— Por otra parte, los neurotransmisores son **metabolizados** por la MAO (tipo A, a nivel intracelular, y sobre indolaminas y catecolaminas, la MAO tipo B sólo desamina catecolaminas) y la COMT o la IOMT (catecol o indol, metil transferasa). Es un mecanismo de **degradación** que da lugar a los metabolitos centrales de ambos neurotransmisores 5HT y NA.

4.2   Cómo interferir en los procesos que regulan la sinapsis

Después de examinar las bases conductuales, neurales y neuroquímicas que intervienen en el condicionamiento del miedo, la generación de respuestas ansiosas y su persistencia es fácil deducir que el objetivo terapéutico de la ansiedad será siempre la reducción de la actividad de los sistemas activadores, principalmente el noradrenérgico.

Mecanismo sináptico	Cómo es interferido	Fármacos que actúan con mecanismo de regulación sináptica	Fase del paradigma de adquisición y mantenimiento de la ansiedad
Reducción de la exocitosis	Dificultando la entrada de calcio, la actuación de las proteínas de anclaje y por tanto la exocitosis. Reduce la liberación de NA	Gabapentina, Pregabalina	Atenuación general e inespecífica de todo el proceso
Agonista de los receptores presinápticos	Aumenta la actividad del adrenoceptor $alfa_2$ presináptico. Reduce la liberación de NA	Clonidina	Atenuación general e inespecífica. Acción periférica importante (limitación de uso)
Bloqueo de los receptores postsinápticos	Evita que la NA liberada se acople a los receptores postsinápticos	β–bloqueantes (propanolol)	Reducción de la NA, básicamente, la respuesta vegetativa. Posibilidad de reducir la consolidación de la memoria en el condicionamiento del miedo
Agonista sobre receptores de otros sistemas	Reduce la liberación de NA, acoplándose a los receptores GABA, aumentando el ionóforo del Cl y reduciendo la posibilidad de despolarización	Benzodiacepinas	Atenuación general e inespecífica de todo el proceso
Bloqueo del transportador de la serotonina (TSER)	Aumenta la neuromodulación de la 5HT sobre la liberación de catecolaminas en presencia de estímulos estresantes	ISRS	Reducción de la percepción de la amenaza. Atenuación general de todo el proceso. Serenización

Tabla 1. Mecanismos de regulación sináptica sobre los que es posible actuar; fármacos con este mecanismo de acción y fase de la adquisición y mantenimiento de la ansiedad que pueden interferir.

A continuación se expone, a modo de introducción de los siguientes capítulos, cómo es posible interferir en la actividad noradrenérgica teniendo en cuenta los distintos «agentes» que actúan en la regulación sináptica (véase la tabla 1).

4.2.1   Sobre la exocitosis o liberación de la NA al espacio sináptico

Es posible aumentar o amplificar la actividad de la comentada fracción proteica alfa 2 delta del canal del calcio. De esta forma disminuye la luz del ionóforo y dificulta la entrada masiva de Ca imprescindible para que actúen las proteínas de anclaje sobre las vesículas que almacenan la noradrenalina.

Disponemos de dos agonistas de esta fracción proteica: gabapentina y pregabalina. Esta última representa la opción más actualizada potente y mejor tolerada (Rickels y cols., 2005, Montgomery y cols., 2006).

Esta opción terapéutica actúa de forma sintomática sobre la ansiedad como síntoma inespecífico.

4.2.2   Sobre los receptores postsinápticos

El bloqueo de los receptores postsinápticos evitara que la NA liberada en exceso se acople a los mismos reduciendo la neurotransmisión. Se emplean para ello fármacos antagonistas de los receptores β-adrenérgicos, es decir, medicamentos con gran afinidad por estos receptores pero sin ninguna actividad intrínseca. El más conocido en el ámbito de la psiquiatría es el propanolol. Su máxima indicación es la denominada ansiedad de ejecución, es decir, relacionada con la realización de tareas concretas como la utilización de un instrumento musical o hablar en público. Debido a la distribución periférica de los receptores β son útiles esencialmente en reducir la respuesta vegetativa del miedo y la ansiedad. Tal y como se ha comentado, su aplicación muy precoz en situaciones susceptibles de provocar TEPT constituye un campo prometedor (Southwick y cols., 2002, Straw & Geracioti, 2008).

4.2.3   Sobre los receptores postsinápticos de otros sistemas

Los agonistas de sistemas de neurotransmisión cuya actividad principal es modular la actividad de los sistemas clásicos de neurotransmisión reducirán la liberación de NA. Es el caso de las benzodiacepinas (BZD), agonistas directos de los receptores gabérgicos. Tan íntima es la relación de las BZD con el receptor gabérgico que se denomina complejo GABA-BZD. Las benzodiacepinas se acoplan a los receptores gabérgicos, tanto a los GB_1

de distribución predominantemente central, como de los GB$_2$ de predominio medular. Estos receptores están ligados a los ionóforos de cloro (Cl). Las BZD aumentan la actividad o el diámetro de estos canales de Cl entrando más cargas negativas al interior celular y reduciendo la posibilidad de despolarización y, por tanto, la actividad neurotransmisora sobre la que influyen, en este caso NA (Fung y cols., 1983).

Las evidencias sobre la utilidad de las BZD en el tratamiento de la ansiedad son abundantes en los últimos cuarenta años y representaron el primer tratamiento eficaz de la ansiedad con una eficiencia razonable. En el capítulo correspondiente se comentará ampliamente la situación actual de este tipo de fármacos, lejos esto sí, de poder considerarlos obsoletos.

4.2.4 *Sobre los receptores presinápticos*

Un fármaco agonista de los receptores presinápticos aumentará la señal de exceso de NA en el espacio sináptico y reducirá la liberación del neurotransmisor. Los receptores presinápticos del sistema noradrenérgico son los adrenoceptores α_2. La mayor limitación de esta vía terapéutica son las repercusiones sistémicas de la misma. Estos adrenoceptores se encuentran en todo el sistema adrenérgico y, por tanto, la reducción de la actividad neurotransmisora tendrá fácilmente repercusiones cardiovasculares significativas. El agonista más utilizado es la clonidina. Por las razones mencionadas se emplea básicamente en situaciones muy controladas como el estrés quirúrgico (Schneemilch y cols., 2007) y en la desintoxicación del abuso de alcohol u opiáceos (Arnold & Hulse, 2005).

4.2.5 *Sobre los transportadores*

Un fármaco antagonista de los transportadores reducirá su actividad y por tanto la recaptación de aminas aumentando su concentración en el espacio sináptico y por tanto la neurotransmisión. Aumentar la actividad de un sistema que module la actividad del noradrenérgico reducirá también la liberación de NA, o mejor dicho, la regulará. El sistema adaptativo más importante del cerebro es el serotoninérgico. La liberación de NA está regulada por los receptores serotoninérgicos 5HT$_2$; por tanto, los fármacos que incrementen la actividad de la serotonina (5HT) modularán o frenarán la liberación de NA.

En estudios preclínicos de un interés extraordinario se ha demostrado que los agonistas 5HT, como lo son los ISRS (inhibidores selectivos de la recaptación de serotonina), pueden reducir la percepción del estímulo amenazante. Empleando el ISRS más potente y selectivo, el escitalopram, el grupo de Connie Sánchez (Papp y cols., 2002, Sánchez y cols., 2003) ha demostrado repetidamente que el incremento de la actividad 5HT es capaz de prevenir la conducta anhedónica en animales de experimentación sometidos a un programa de estrés leve continuado. Por otra parte, la mayoría de ISRS e ISRSN, todos ellos potentes agonistas 5HT, tienen la indicación para el tratamiento de la ansiedad, verificada su eficacia a través de ensayos clínicos (Pollack y cols., 2001, Baldwin y cols., 2006, Davidson y cols., 2008).

Los ISRS mejoran la ansiedad disminuyendo la percepción de la amenaza por la modulación permanente sobre la liberación de los sistemas activadores como la NA. No es de extrañar, pues, que se haya evidenciado su utilidad en el tratamiento de la mayoría de trastornos de ansiedad ya instaurados.

5 Conclusiones

La respuesta de huida, con sus componentes vegetativo y motor, constituye la respuesta habitual ante un estímulo amenazante. El miedo es, por tanto, una respuesta normal y habitualmente adaptativa, ya que mejora nuestra capacidad para evitar el peligro. Su condicionamiento a situaciones u objetos neutros en grado excesivo es lo que constituye la ansiedad. También hemos visto cómo la a presencia de activadores como la NA, la adrenalina y los glucocorticoides aumentan la consolidación de la memoria en el aprendizaje o condicionamiento de la ansiedad; de tal modo que su hiperproducción forma parte de la respuesta de miedo, lo que constituye un círculo vicioso que contribuye a la persistencia de la sintomatología ansiosa.

Por otro lado, cabe recordar que las vías neurales del cerebro implican a la amígdala como el conjunto de núcleos neuronales más importante tanto en la recepción de la amenaza como en la emisión de la respuesta de huida, con sus conexiones al hipotálamo y la corteza prefrontal. Dado que el incremento de la actividad noradrenérgica explica los síntomas de ansiedad, el tratamiento farmacológico de la misma tendrá como objetivo disminuir dicha actividad. Actualmente, están disponibles fármacos que pueden bloquear los receptores postsinápticos, reducir la exocitosis y la liberación de NA, actuar como agonistas presinápticos o potenciar sistemas de transmisión neuromoduladores. Estas posibilidades terapéuticas son discutidas ampliamente en los capítulos correspondientes de esta obra.

Capítulo 2

Formas de presentación de la ansiedad en la práctica clínica

CRISTÓBAL GASTÓ

1 Introducción

Los recientes estudios de los trastornos de ansiedad estiman que, actualmente, son la patología prevalente en la consulta médica. Esta dolencia se caracteriza por un curso fluctuante, en ocasiones crónico, y está asociada a elevados niveles de problemas de salud física y psiquiátrica. Aunque en los últimos años ha habido un notable avance en el desarrollo de técnicas terapéuticas (psicológicas y farmacológicas) eficaces para esta patología, todavía muchas personas, particularmente poblaciones con grandes desventajas (por ejemplo, laborales o familiares), son escasamente reconocidas en los sistemas de atención a la salud, o bien no tienen acceso a la misma, en numerosos países.

En cualquier caso, la ansiedad, y sus formas clínicas, es una de las patologías médicas que ocasiona serias dificultades en su detección precoz y manejo a corto y largo plazo. Uno de los factores que contribuyen a este problema es que los síntomas de ansiedad son enormemente inespecíficos. Otro factor determinante radica en los prejuicios subyacentes a las supuestas causas del trastorno. Y es que muchas personas se equivocan al considerar la ansiedad como una manera normal de ser o de reaccionar frente a situaciones corrientes de la vida.

Aunque las reacciones agudas a situaciones de estrés psicosocial son, hoy en día, muy frecuentes, éstas tan sólo son estados de ansiedad generalmente transitorios y tienen poco que ver con las formas más graves e insidiosas de la ansiedad patológica.

2 Clasificación de los trastornos de ansiedad

Los sistemas de clasificación y de diagnóstico de los trastornos de ansiedad (DSM-IV, ICD-10) distinguen diversas categorías en base a estudios epidemiológicos y clínicos. En modo alguno, estas clasificaciones poseen límites totalmente claros, ya que la mayoría de pacientes con ansiedad pueden referir síntomas de diversas categorías en distintos momentos de su padecimiento.

Este fenómeno se debe a diversos factores, entre ellos, a la propia naturaleza de la ansiedad y a la ausencia de indicadores específicos para cada una de las categorías. Esto no es infrecuente con otras patologías de límites también difusos (por ejemplo cefaleas, vér-

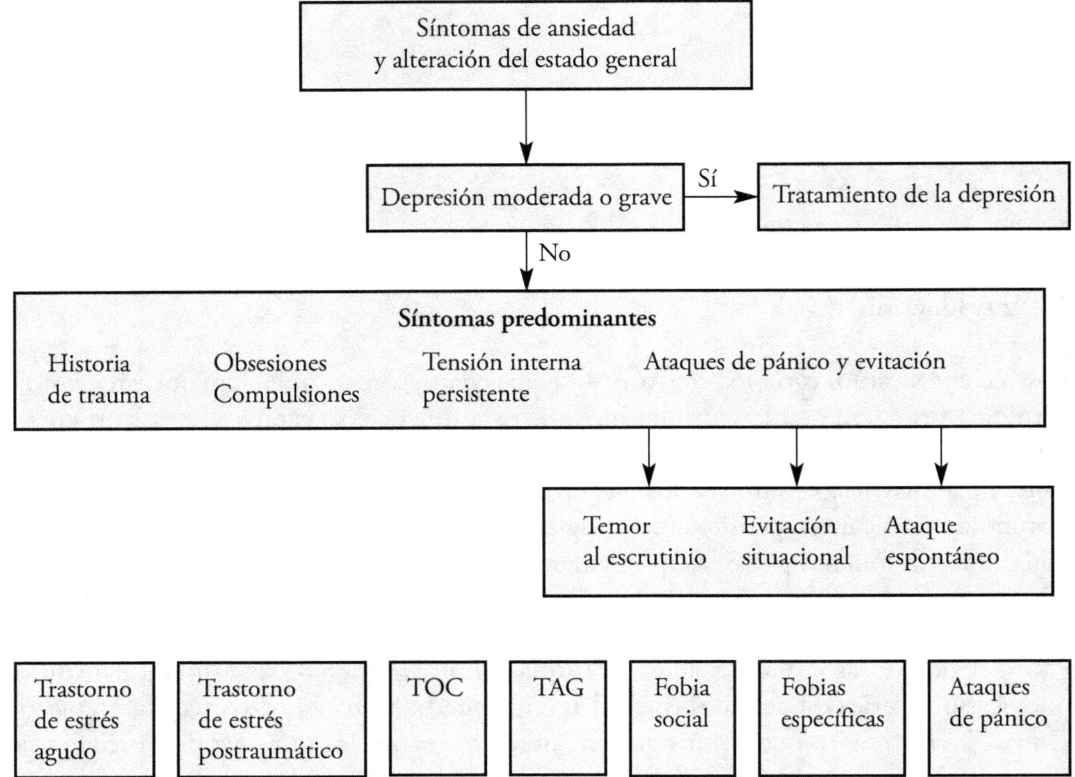

Figura 1. Representación esquemática de las distintas formas de ansiedad.

tigo, molestias físicas, etc.). Podemos decir que, en general, los pacientes afectos de ansiedad presentan diversos síntomas característicos que varían muy poco con el paso del tiempo. Por ejemplo, los pacientes que sufren crisis de angustia (pánico) y agorafobia rara vez presentan síntomas de otras formas de ansiedad, aunque este trastorno puede complicarse con el paso del tiempo con depresión grave (Eatonetla, 1994; Faravelli *et al.*, 1995). De la misma manera, los pacientes con fobia social pueden experimentar ansiedad intensa, muy parecida a las crisis de ansiedad, aunque solamente en determinadas situaciones y, rara vez, de forma espontánea (Faravelli *et al.*, 2001). Por otro lado, los sujetos obsesivos (afectos de trastorno obsesivo compulsivo [TOC]) sufren una enfermedad muy poco relacionada con otras formas de ansiedad (Rasmussen & Eisen, 1992); de hecho, algunos autores están sugiriendo clasificar el TOC en un grupo independiente (haremos una breve mención a esta patología en el presente capítulo).

Sin duda, la forma clínica de ansiedad más frecuente en las consultas ambulatorias es la ansiedad generalizada (Barrett *et al.*, 1988). Este trastorno en modo alguno es una categoría bien delimitada; por ello, la mayoría de autores que lo han investigado con detenimiento consideran que la ansiedad generalizada es más un estado residual de otras patologías (por ejemplo un episodio previo de depresión o de crisis de ansiedad), que una forma exclusiva de ansiedad (Brown, 1977).

Un problema adicional que se nos presenta a los clínicos, y no de poca importancia, es que la mayoría de estas patologías se acompañan de un amplia gama de síntomas físicos o somáticos (menos en el caso del TOC) similares en intensidad y gravedad a los que se presentan en otras enfermedades comunes (por ejemplo, hipertensión, arritmias cardíacas, síncopes, etc.). Un segundo problema es que los trastornos de ansiedad no excluyen ninguna de las patologías consideradas tradicionalmente orgánicas. Se impone, en consecuencia, establecer siempre un diagnóstico diferencial preciso mediante las pruebas médicas usuales y la valoración psiquiátrica y psicológica pormenorizada en cada caso.

La figura 1 refleja un criterio somero de clasificación de los trastornos de ansiedad promovido por la *British Association for Psychopharmacology Evidence-based Guidelines*, si bien, actualmente, disponemos de un gran número de árboles de decisión de diagnóstico de esta patología según autores, escuelas y órganos oficiales sanitarios. La elección del criterio mencionado se debe a su claridad y a la atención que el clínico debe tener sobre los síntomas predominantes que manifieste el paciente durante la primera entrevista, aunque esta aproximación diagnóstica no sea la definitiva.

3　Epidemiología

Las técnicas para estimar la prevalencia de los trastornos emocionales en la población general se han refinado en los últimos años. El estudio epidemiológico capital, en este sentido, se realizó en los años ochenta en EE.UU. mediante entrevistas estructuradas de diagnóstico que incluyeron a más de 20.000 personas de la comunidad *(Epidemiology Catchment Area* [ECA] *Study)*. A éste siguieron otros estudios en diversas poblaciones del mundo. Aunque existen ciertas discrepancias en cuanto a la metodología e interpretación de los criterios, se estima que la prevalencia de vida para los trastornos de ansiedad (como grupo patológico) es del 25 % (31 % para la mujer y 19 % para el hombre) (Kessler *et al.*, 2006).

En los estudios epidemiológicos se utilizan diversos filtros con la finalidad de detectar la prevalencia real de los trastornos. El primero es la detección y diagnóstico correcto a nivel de atención primaria. El segundo filtro lo constituye el médico especialista en salud mental. Tomando, conjuntamente, ambos filtros se calcula que tan sólo un 25 % de casos afectos de diversas formas de ansiedad reciben un diagnóstico y un tratamiento adecuado (Barrett *et al.*, 1988). Un problema adicional que puede explicar este fenómeno es la comorbilidad, ya que, como veíamos anteriormente, los trastornos de ansiedad suceden conjuntamente con otras patologías médicas y psiquiátricas. Esta coexistencia se cifra en un 30 % a 60 % según diversos estudios. En el caso del trastorno de ansiedad generalizada, la comorbilidad con otra patología puede alcanzar el 80 % o más.

- Trastorno de pánico (con y sin agorafobia).
- Fobias específicas.
- Fobia social.
- Trastorno de ansiedad generalizada.
- Trastorno obsesivo compulsivo.
- Trastorno por estrés agudo.
- Trastorno de estrés postraumático.
- Trastorno de ansiedad debido a patología médica.
- Trastorno de ansiedad por abuso de sustancias.

Tabla 1. Trastornos de ansiedad según el DSM-IV.

La tabla 1 refleja las formas de ansiedad recogidas en los criterios oficiales de diagnóstico.

4   El paciente con ansiedad en la consulta ambulatoria

Los pacientes con ansiedad rara vez requieren ser hospitalizados; sin embargo, y por regla general, dichos pacientes acuden al médico manifestando una extensa gama de síntomas psicológicos y físicos, de mayor o menor intensidad, dependiendo de múltiples factores (Barlow, 2002).

Ahora bien, muy pocas veces el paciente es capaz de narrar los síntomas de forma ordenada. Por lo que se refiere a los enfermos afectos de crisis de ansiedad (pánico), éstos suelen manifestar ideas hipocondríacas sobre el funcionamiento de algún órgano (muy frecuentemente el corazón) y temor anticipatorio de sufrir un ataque en cualquier momento y lugar (Moor & Zebb, 1999; Goodwin & Gotlib, 2004). Cuando este tipo de patología se cronifica, el paciente puede presentar ideas y conductas muy extrañas par el observador o la familia, como veremos más adelante. Al contrario, los enfermos afectos de ansiedad generalizada no suelen presentar graves conductas o temores fóbicos. Su malestar radica, más bien, en una sensación fluctuante o permanente de tensión interna acompañada de múltiples molestias físicas, incluida la fatiga y el insomnio, que pueden generar dudas diagnósticas (Brown, 1987). Otros pacientes sufren esta dolencia como consecuencia de situaciones graves de estrés psicosocial (por ejemplo reacciones agudas y estrés postraumático). Por último, determinadas personas sufren fobias específicas y manifiestan ansiedad sólo cuando el estímulo fóbico está presente (Bienvenu & Eaton, 1998).

Aunque la ansiedad parece muy circunscrita en estos casos, en modo alguno la persona se encuentra totalmente libre de síntomas. Los fóbicos sociales, por ejemplo, sufren ansiedad más o menos constante que suele agravarse de forma dramática en condiciones de relación interpersonal o en situaciones públicas. Igualmente el temor fóbico a las inyecciones, a las intervenciones dentales o a los espacios cerrados pueden ocasionar importantes problemas de índole sanitaria (Bienvenu & Eaton, 1998).

Una forma de ansiedad especialmente compleja es la agorafobia. Algunos autores consideran que este cuadro clínico puede presentarse en personas que no han sufrido crisis previas de ansiedad; aunque cabe destacar que usualmente es consecuencia de uno o varios ataques de ansiedad, tanto si se dan en lugares públicos como si suceden en el domicilio del paciente. Como decíamos anteriormente, la agorafobia es un síndrome sumamente complicado debido a que los enfermos manifiestan una gama muy amplia de temores, y no tan sólo el que acontece en espacios abiertos, como sugiere el término clásico. Además, no es infrecuente que este trastorno se complique con depresión (Kessler *et al.*, 2002, Barlow, 2002).

Todos estos pacientes se presentan en la consulta ambulatoria casi siempre después de varios meses de sufrir ansiedad de algún tipo. En la mayor parte de casos, la ansiedad, independientemente de sus características clínicas, motiva algún tipo de urgencia médica y de tratamiento que en nuestro contexto suelen ser benzodiacepinas sedativas. Los ansiolíticos reducen de forma relativamente rápida los síntomas generales de cualquier forma de ansiedad. Este efecto beneficioso, no obstante, suele ser transitorio o incompleto en la mayoría de los casos (NICE, 2004). En efecto, los síntomas cognitivos y las conductas complejas de los pacientes pocas veces se modifican con un único tratamiento farmacológico. Es importante, en este sentido, valorar ciertos elementos básicos de los componentes de la ansiedad antes de dar paso a la descripción de los subtipos clínicos convencionales. Estos componentes están presentes en la mayoría de pacientes ansiosos y son: sensibilidad a la ansiedad, ansiedad por la salud, anticipación al miedo y cogniciones negativas.

4.1 Sensibilidad a la ansiedad

La sensibilidad a la ansiedad es un fenómeno individual por el cual cada persona percibe, de forma más o menos amenazante, la tensión interna que en ocasiones puede ser totalmente normal (Donneil & McNally, 1989). Esta característica se denominaba hace unos años *neuroticismo,* un término extraído de las escalas psicométricas. *Todos nosotros* sufrimos ocasionalmente fuertes emociones asociadas a condiciones de la vida que motivan modificaciones del sistema vegetativo (por ejemplo, palpitaciones, sudoración, etc.). Los pacientes con ansiedad muestran elevados niveles de sensibilidad, comparados con sujetos normales o pacientes de otras patologías médicas, a señales *benignas* corporales. La sensibilidad a la ansiedad representa un factor de vulnerabilidad para los trastornos de ansiedad, especialmente para las crisis de ansiedad (Leen-Feldner *et al.*, 2005, McNally 2002).

4.2 Ansiedad por la salud

Otro tipo de distorsión de la información sobre el estado personal es la interpretación del estado corporal y mental cuando una persona ha sufrido ansiedad o incluso antes de experimentar el estado patológico. Recientemente se habla de *ansiedad por la salud* un constructo que hace referencia a la extrema preocupación por la integridad corporal sin la existencia de factores objetivos que lo justifiquen (Asmundson *et al.*, 2001). El término clásico para hacer referencia a estas características es el de *hipocondría*. Sin embargo, la hipocondría es un grupo de síntomas o un trastorno complejo, mientras que la ansiedad por la salud es una *característica cognitiva* de muchas personas, aun sin presentar síntomas mentales patológicos. Las personas con ansiedad por la salud interpretan, erróneamente, como alarma una amplia gama de señales corporales o externas (por ejemplo, noticias sobre enfermedades) sin que estén asociadas a su estado normal de salud. Este prejuicio puede ocasionar un incremento de su estado basal de ansiedad y propiciar hipervigilancia y consultas médicas innecesarias.

4.3 Anticipación al miedo

Es una de las características psicológicas más pronunciadas en las personas que han sufrido un ataque paroxístico de ansiedad y también en los sujetos fóbicos (incluidos los sujetos con monofobias). Consiste en un importante incremento de la ansiedad cuando la persona considera que debe enfrentarse a una situación, aunque sea neutra, en la que puede sufrir un ataque (Barlow, 2002; Fava *et al.*, 1988). Esta *expectativa ansiosa* puede estar presente incluso en pacientes bajo tratamiento correcto y sin ataques clínicamente significativos. El fenómeno se incluye en los recuerdos selectivos de la información negativa acerca de la experiencia traumática de uno o varios ataques o de lugares donde estos sucedieron (Goodwin & Hamilton, 2001).

La psicoterapia cognitiva es particularmente útil en estos casos, mientras que no siempre el tratamiento farmacológico reduce esta sintomatología. Prácticamente todos los enfermos que han experimentado ataques paroxísticos de ansiedad refieren este fenómeno que limita considerablemente sus vidas (Gardenswartz & Craske, 2001).

4.4 Cogniciones

Las creencias disfuncionales sobre la enfermedad y sus consecuencias son un rasgo común en las personas. Estas ideas, no obstante, adquieren una dimensión particular en las personas que sufren ansiedad, ya que además de las fantasías hipocondríacas, los pacientes se sienten avergonzados y miserables por su supuesta «incapacidad» para superar la situación (y esto se debe, en gran parte, a los prejuicios sociales sobre el pretendida capacidad del ser humano para hacer frente a cualquier situación y condición de la vida).

Otro importante aspecto del pensamiento ansioso es la errónea interpretación del futuro (Moore & Zebb, 1999). La mayoría de pacientes están convencidos de que les acontecerán sucesos peores de los que previamente han sufrido. Aun reconociendo que el primer ataque de ansiedad, en base a las exploraciones biomédicas, no entraña detrimento objetivo de su salud corporal, su pensamiento se torna automático sobre todo tipo de temas de tonalidad pesimista. Estas cogniciones pueden conducir a un diagnóstico erróneo de TOC o depresión, sobre todo en casos crónicos de ansiedad.

5 Formas clínicas de ansiedad

Aunque las categorías de esta patología descritas en los sistemas de clasificación distan mucho de tener límites claros e inequívocos se han validado en función de diversas estrategias metodológicas, tanto epidemiológicas como clínicas.

Por ejemplo, las crisis de ansiedad paroxísticas (trastorno de pánico), con o sin agorafobia, son una patología razonablemente específica y estable a lo largo del tiempo (Barlow *et al.*, 1994) y conocemos relativamente bien las bases patofisiológicas (incluidas las bases genéticas) que las determinan, así como su tratamiento a corto y largo plazo. Por otro lado, el trastorno de estrés postraumático es una forma de ansiedad que suscitó gran atención médica y psiquiátrica a partir de las guerras devastadoras en el siglo XX (particularmente la de Vietnam) (Victor *et al.*, 2006). No obstante, esta patología ya fue descrita por los autores clásicos de siglos anteriores. Por lo que se refiere a las fobias (monofobias) cabe destacar que son fenómenos mentales tan antiguos como la propia humanidad y que, en condiciones normales, poseen un claro valor adaptativo en la evolución. Y es que la reacción aguda a una situación de estrés puede o no considerarse una patología según valores y convicciones sociales. En el DSM-IV se incorporó esta forma de ansiedad con la finalidad de detectar personas de riesgo a desarrollar otras y más graves patologías mentales (Goodwin *et al.*, 2004).

5.1 *Reacción aguda al estrés*

Como resultado de estas consideraciones, el trastorno agudo por estrés se considera una alteración cuando la persona experimenta determinados síntomas posteriores a una situación de riesgo elevado. Estos síntomas son muy similares a los descritos en el trastorno de estrés postraumático aunque de menor gravedad. Se considera que dichos signos físicos, y la condición traumática que los induce, son de breve duración y transitoria. En la nomenclatura americana se incluyen síntomas de disociación y desrealización que han

> *a)* La persona ha sufrido una situación traumática amenazante que puede representar un daño para ella o para otros. La respuesta es de miedo, desesperanza u horror.
>
> *b)* Síntomas:
> - Sensación subjetiva de perplejidad y dificultad en expresar las emociones.
> - Desrealización y despersonalización.
> - Amnesia disociativa (por ejemplo, incapacidad para recordar el suceso traumático).
> - Ansiedad marcada.
> - Insomnio.
> - Dificultad en la concentración.
> - Hipervigilancia.
>
> *c)* El trastorno suele durar menos de un mes según las condiciones previas de la persona.

Tabla 2. Trastorno agudo por estrés.

motivado diversas polémicas psicopatológicas. La tabla 2 refleja los criterios actuales de esta forma de ansiedad.

Aquí el concepto de «estrés» no debe entenderse en el sentido popular de padecer agotamiento, desgana, desinterés o nerviosismo debido a las condiciones cotidianas de la vida, aunque éstas sean duras o desafortunadas. En efecto, en este apartado se excluye explícitamente los estados de duelo por la pérdida de un ser querido o las situaciones de precariedad laboral. Asimismo, se considera que la reacción aguda al estrés mejora bajo tratamiento o espontáneamente en menos de un mes (Barlow, 2002) y se considera patológica cuando los síntomas son imposibles de reducir por la persona y resultan relativamente discapacitantes. Entre los síntomas más llamativos podríamos destacar: el temor evitativo (por ejemplo, después de un accidente); los problemas de memoria (dificultad para rememorar el acontecimiento traumático); la sensación de no ser uno mismo (despersonalización), etc.

Es bastante discutible la fiabilidad del diagnóstico de esta categoría. Algunos autores sugieren el riesgo de abuso en el diagnóstico y, en consecuencia, de tratamientos inadecuados o innecesarios. Otro problema, no menos importante, es el riesgo de simulación y de ganancia secundaria en determinados casos.

5.2 *Ataques de ansiedad (crisis de pánico)*

Los ataques de ansiedad se caracterizan por la sensación subjetiva de miedo acompañada de un extenso cortejo de síntomas vegetativos más o menos intensos y graves. Aunque la duración del ataque es muy variable, todos los pacientes refieren prácticamente la misma sintomatología (véase la tabla 3). Algunas personas hacen énfasis en los síntomas físicos (por ejemplo, palpitaciones, mareo, debilidad muscular, polaquiuria, etc.);

a) Ataques de pánico espontáneos e inesperados.

Síntomas:
- Palpitaciones.
- Temblor.
- Sensación de ahogo.
- Disconfort precordial.
- Molestias gastrointestinales.
- Sensación de mareo o inestabilidad.
- Desrealización/despersonalización.
- Temor a perder el control.
- Parestesias.

b) Conductas de evitación (por ejemplo, agorafobia, claustrofobia o temor a los lugares con público).

c) Los ataques no son secundarios a una patología orgánica.

Tabla 3. Trastorno de pánico.

otros, en cambio, en los síntomas mentales (pánico, despersonalización, sensación de irrealidad, miedo a perder el control, etc.) (Asmudson *et al.*, 2001). Se considera que este tipo de ataque es *espontáneo e inesperado* cuando no puede asociarse a ninguna causa externa (situación de estrés grave) o interna (por ejemplo tirotoxicosis, intoxicación por sustancias, etc.). Las estimaciones recientes sobre los ataques espontáneos sugieren que aproximadamente un 20 % de sujetos pueden experimentarlo en algún momento de sus vidas y que un 11,2 % de la población lo sufren en el último año (Faravelli *et al.*, 1995). Hay que destacar, no obstante, que muchas personas parecen experimentar algún tipo de ataque *menor* o no grave sin desarrollar posteriormente un trastorno de ansiedad específico. No es infrecuente que este fenómeno suceda en edades precoces (entre los 11 y 14 años) particularmente asociado a situaciones de fuerte tensión social (Macaulay & Kleinknecht, 1989). En cualquier caso, es característico el inicio hacia los 25 años de edad o más tarde. Los ataques de pánico de inicio en edad tardía (> 50 años) son muy raros y siempre debe sospecharse una patología orgánica oculta (Lindesay, 1991).

La mayoría de pacientes que experimentan este tipo de patología desarrollan diversos tipos de fobias, siendo la más común la agorafobia. El grado en que las personas manifiestan conductas de evitación tras el ataque es enormemente variado. Igualmente las conductas de evitación son muy dispares y van desde la propia agorafobia hasta la evitación de lugares específicos (por ejemplo, ascensores, metro, restaurantes, etc.). Esta fobia a lugares o situaciones deriva de la convicción del paciente de que sucederá un ataque en estos lugares y carecerá de protección. Por ello, muchas personas aquejadas de esta dolencia buscan *señales de seguridad* para poder desarrollar sus actividades cotidianas en muchos casos restringidas (Godwin & Hamilton, 2001).

Los ataques de ansiedad siguen un curso recurrente y prolongado. La frecuencia de los ataques varía en cada individuo sin una pauta fija, sucediendo a cualquier hora del día (incluida la noche, durante el sueño) y en cualquier lugar. Muchos pacientes desarrollan *hipocondría* por una sensibilidad anómala a pequeñas variaciones en la sensibilidad corporal. El cuadro clínico suele complicarse con desmoralización y depresión (Asmudson *et al.*, 2001).

5.3 *Ansiedad social*

Consiste en un temor excesivo a situaciones sociales en las que la persona cree que será valorada negativamente por los otros (véase la tabla 4). Los autores clásicos hablaban de *timidez patológica* al referirse a personas con conductas evitativas absurdas a situaciones sociales comunes. No obstante, la ansiedad social (también llamada fobia social) tiene muy poco que ver con la timidez.

La ansiedad social genera innumerables dificultades a la persona que la padece y no tiene relación alguna con las características de la sociedad en la que vive. Los problemas incluyen la soledad, la ausencia de relaciones sexuales, las alteraciones en la relación laboral (incluido el bajo rendimiento), junto con la comorbilidad con otras patologías mentales (Kashdan, 2007). Por eso, los pacientes con ansiedad social pueden sufrir crisis de ansiedad al verse obligadas a participar en actividades públicas que ellos intentan evitar sistemáticamente. La ansiedad es, sin embargo, un rasgo permanente en la persona, así como la ideación catastrófica antes de enfrentarse a cualquier situación.

Muchos fóbicos sociales hacen intentos de control de su estado y consiguen subjetivamente reducir la ansiedad y dar la impresión de seguridad. Paradójicamente, estos intentos les generan mayor ansiedad y temor anticipatorio a nuevos encuentros sociales. Como todas las personas afectas de ansiedad, los fóbicos sociales pueden sufrir síntomas físicos, especialmente severos, tales como palpitaciones, mareos o urgencia miccional, antes o durante las situaciones sociales.

Aunque el temor a hacer el ridículo es común en la mayoría de personas, y claramente resulta incómodo estar bajo el escrutinio de otras, los fóbicos sociales carecen de los mecanismos de afrontamiento y habituación, de desarrollo temprano en la infancia. En efecto,

---

— Temor intenso y persistente a situaciones sociales donde la persona cree estar bajo el escrutinio de otros.
— Intensa ansiedad en situaciones sociales, similar a las crisis de pánico.
— Evitación persistente de situaciones sociales.

Tabla 4. Ansiedad social (fobia social).

los síntomas de fobia social se inician precozmente (desde los 5 años a los 20 años) (Burke *et al.*, 1990). El origen del trastorno es incierto; se especula con factores genéticos y ambientales. Entre los primeros destaca una cierta carga familiar (16 %) de fóbicos sociales en los pacientes comparados con controles normales (5 %). Las características psicológicas de estas personas son importantes a la hora de establecer una detección precoz y tratamiento. Un rasgo característico es la autodepreciación y la tendencia no realista de que los otros puedan detectar cualquier fallo en la conducta de la persona. La autodepreciación es un factor poderoso de inhibición conductual que agrava la condición patológica de la persona. Otro rasgo característico es la sensibilidad interpersonal, caracterizada por un importante aumento de la tensión interna cuando la persona cree estar bajo el escrutinio de otras. No debe confundirse esta característica con la ideación autorreferencial del enfermo psicótico (por ejemplo, paranoide), ya que un fóbico social no cree que exista ningún plan premeditado para dañarlo, tan sólo sufre ansiedad por la simple posibilidad de ser valorado inadecuadamente o de perder el control en una determinada situación.

La ansiedad social suele complicarse con depresión y consumo de sustancias, especialmente alcohol (Kashdan, 2007).

5.4 *Trastorno de ansiedad generalizada*

Este tipo de trastorno se caracteriza por ansiedad fluctuante o permanente, de inicio insidioso sin la existencia de ataques paroxísticos previos u otra patología médica o psiquiátrica que lo justifique (véase la tabla 5).

El término *ansiedad generalizada* es descriptivo pero puede confundir. Los autores americanos lo introdujeron con la finalidad de eliminar el concepto clásico de *neurosis de ansiedad*, pero no todos los autores están de acuerdo en que esta patología sea unitaria, ya que la mayoría de pacientes afectos de ansiedad generalizada cumplen otros criterios diagnósticos (por ejemplo, síndrome depresivo-ansioso, fibromialgia, fatiga crónica y trastornos de la personalidad, entre otros) (Brown, 1987). Otros autores sostienen que

---

– Ansiedad excesiva y expectación ansiosa, asociada a acontecimientos usuales de la vida cotidiana.
– Dificultad para controlar la ansiedad.
– Síntomas:
  • Inquietud motora.
  • Fatiga.
  • Irritabilidad.
  • Insomnio inicial.
  • Tensión muscular.

Tabla 5. Trastorno de ansiedad generalizada.

la ansiedad generalizada es, en realidad, un estado residual crónico de otras patologías de inicio precoz (por ejemplo, fobia social o crisis de pánico). Al margen de las cuestiones taxonómicas, lo cierto es que el perfil clínico de los pacientes es bastante homogéneo y fácil de detectar. Los síntomas nucleares son:

1. Tensión muscular.
2. Incapacidad para relajarse.
3. Dificultad para conciliar el sueño.
4. Irritabilidad y mal humor.
5. Aprensión y preocupaciones sobre el futuro.

Desde un punto de vista médico estos síntomas son muy inespecíficos. No obstante, si después de una adecuada exploración, se descartan otras patologías que los justifiquen es plausible el diagnóstico de ansiedad generalizada. No resulta fácil precisar la prevalencia de este trastorno aunque las cifras derivadas de los estudios epidemiológicos estiman un 10 % de casos tratados por especialistas psiquiatras y de un 3 % a un 5 % de casos en atención primaria (Barreto *et al.*, 1988).

Los pacientes con ansiedad generalizada están la mayor parte del tiempo ansiosos sin causa aparente. Las molestias físicas y las cogniciones ansiosas son persistentes día a día y mes a mes. Las molestias físicas consisten en dolor difuso, fatiga y tensión muscular, que se agravan a lo largo del día. Las preocupaciones exageradas por pequeños inconvenientes provocan mal humor e irritabilidad generando con frecuencia disputas familiares y laborales. Estos pacientes son propensos a buscar soluciones de todo tipo a su estado (incluido el abuso de ansiolíticos). Sin duda, el insomnio es uno de los síntomas más devastadores y complicados de tratar. De hecho, la incapacidad de dormir es el resultado de la tensión diurna acumulada y se caracteriza por la sensación de tardar excesivamente en conciliar el sueño, lo que, a su vez, provoca más nerviosismo y, por tanto, más insomnio, aunque, en realidad, los patrones del sueño son normales en estos pacientes.

Ocasionalmente, las personas que sufren este cuadro clínico pueden presentar un agravamiento de los síntomas con ansiedad exacerbada que motive una urgencia médica, y, en estas condiciones, el cuadro puede confundirse con un ataque de pánico. Pero rara vez los enfermos de ansiedad generalizada sufren fobias antes del trastorno o en el curso del mismo. Por último, cabe destacar que la complicación más frecuente de este estado es la depresión.

5.5 *Trastorno de estrés postraumático*

Los estudios epidemiológicos en la comunidad realizados en EE.UU. cifran la prevalencia de esta patología en un 8 % de la población adulta. El cuadro clínico es especialmen-

> – Exposición a una situación traumática, amenazante y que puede ser un peligro vital.
> – Síntomas:
>   - Hipervigilancia.
>   - Insomnio y pesadillas.
>   - Irritabilidad y accesos de cólera.
>   - Pensamientos recurrentes sobre el trauma.
>   - Desrealización/despersonalización.
>   - Conductas de evitación.
>   - Episodios de flashback (rememoración del acontecimiento).
>   - Elevada reactividad fisiológica.

Tabla 6. Trastorno por estrés postraumático.

te grave como resultado de la exposición a un acontecimiento traumático vital (por ejemplo, violación, cautividad, combate militar, genocidio, accidentes, etc.). El acontecimiento traumático al que se ve expuesto la persona debe de ser grave en el sentido de poner en riesgo la vida o la integridad de la persona (véase la tabla 6). Inmediatamente después de la exposición a la experiencia traumática, la mayoría de personas desarrollan un cuadro clínico muy complejo que incluye: desorganización de la conducta, síntomas disociativos (por ejemplo sensación de irrealidad, confusión, etc.), insomnio grave, pesadillas, pensamientos e imágenes recurrentes de la situación, entre otros síntomas.

En la población de víctimas de violación, el estrés postraumático sucede en un 76 % de casos. El curso es muy variable dependiendo del tipo e intensidad del trauma y de las condiciones previas de la persona. Aunque la mayoría de casos se recuperan bajo tratamiento, un número no determinado manifiestan síntomas crónicos gravemente incapacitantes (Victor *et al.*, 2006).

5.6   Fobias

Los temores fóbicos (monofobias o fobias específicas) son prevalentes en los humanos. El temor a la oscuridad, a estar confinado en espacios cerrados, a los reptiles, a insectos, a la inmersión y sofocación, entre otros, derivan evolutivamente de nuestros ancestros homínidos. El control de estos temores se ejercita precozmente en la infancia aunque no siempre de forma perfecta; de hecho, el catálogo de temas fóbicos es muy variado en el ser humano, por eso ya los autores clásicos se molestaron en dar un nombre a cada una de las fobias o temores que referían sus pacientes, aunque este ejercicio carecía de valor clínico.

Todas las personas que se enfrentan a su fobia particular sin desearlo presentan una crisis de ansiedad de intensidad variable, incluido el cortejo vegetativo. Las crisis nunca son espontáneas, a diferencia de las que suceden en el trastorno de ansiedad. La preva-

> – Ansiedad excesiva, marcada y persistente a un objeto o citación.
> – Evitación del objeto o situación fóbica.
> – Ausencia de ataques de pánico espontáneos.
> – La persona reconoce que la ansiedad es irracional y exagerada.

Tabla 7. Fobias (monofobias o fobias específicas).

lencia de las fobias específicas en la población general es del 10 % aproximadamente (Kessler *et al.*, 2006).

Muy pocas personas fóbicas (1,4 %) requieren atención especializada debido a la incapacitación que les pueda generar el trastorno. La mayoría de fóbicos se limitan a evitar en la medida de los posible el estímulo fóbico (véase la tabla 7). No obstante, merece tenerse en cuenta dos tipos de fobias prevalentes en las consultas médicas y que pueden inducir diversos problemas de atención sanitaria. Éstas son la fobia a la sangre/inyecciones y la fobia dental. Es fácil suponer que, entre otros problemas, estos temores provocan que las personas demoren la consulta médica, a pesar del padecimiento que puedan experimentar. Y en ambas fobias la respuesta vaso-vagal puede ser muy intensa. Ocasionalmente, algunos pacientes desarrollan, con posterioridad, crisis espontáneas de pánico y conductas evitativas más amplias.

5.7 *Trastorno obsesivo compulsivo*

En los últimos diez años, el trastorno obsesivo compulsivo (TOC) ha pasado de ser una entidad clínica relativamente unitaria a un *espectro* considerablemente amplio de síntomas. La característica básica del TOC consiste en una serie de ideas (obsesiones) y conductas (compulsiones) que se suceden de forma más o menos estereotipada y que escapan al control voluntario del individuo (véase la tabla 8).

La psicopatología descriptiva clásica recogió un sin número de ideas obsesivas y de conductas, algunas de ellas tan extravagantes que en muchos casos se consideraron *delirantes* o *psicóticas*. Actualmente, se cuestiona que esta patología se incluya en el campo de la ansiedad. Es verdad que muchos pacientes ansiosos manifiestan ideas sobrevaloradas persistentes sobre sus síntomas pero, en modo alguno, se asemejan a las autenticas ideas obsesivas (Rasmussen & Eisen, 1995). Éstas son intrusivas, tanto si el enfermo está ansioso como si no lo está. Otra característica diferenciadora es que el enfermo las vivencia con un fuerte sentimiento de extrañeza e intenta resistirse a las ideas obsesivas y la conducta compulsiva ritualística.

El contenido del pensamiento obsesivo es enormemente variable y pocas veces el paciente lo describe en toda su complejidad. Los temas obsesivos comunes en nuestra sociedad sue-

> – Obsesiones:
>   - Pensamientos, impulsos o imágenes persistentes e intrusivos.
>   - La persona reconoce que son absurdos e intenta evitarlos.
>   - Los pensamientos, impulsos o imágenes no son exageraciones de las preocupaciones normales sobre un acontecimiento o situación.
> – Compulsiones:
>   - Conductas repetitivas (por ejemplo, ordenar, lavarse, tocar, comprobar, etc.).
>   - La compulsión reduce la angustia, mientras que la prevención de la conducta incrementa la ansiedad.

Tabla 8. Trastorno obsesivo compulsivo.

len ser de orden, contaminación y limpieza; aunque hay de tipo más extravagante como pueden ser los numéricos, sobre la existencia del mundo, religiosos y sexuales, entre otros.

Las compulsiones son conductas repetitivas que el paciente debe realizar imperiosamente en respuesta a la obsesión (por ejemplo, lavarse las manos, tocar, contar, comprobar, etc.). Usualmente, el número de repeticiones son de tal cantidad y envergadura que limitan la vida normal de la persona. Cuando el obsesivo intenta controlar el número de compulsiones o no las puede realizar por algún motivo sobreviene entonces la ansiedad. La prevalencia del trastorno se cifra en un 2-3 % de la población. Es probable que estas cifras subestimen muchos casos ocultos que no alcancen el primer nivel de atención a la salud, ya que la mayoría de pacientes obsesivos intentar ocultar su padecimiento durante años y solicitan ayuda sólo cuando la enfermedad imposibilita sus vidas.

Por último, cabe destacar que dos tercios de casos se inician en la infancia y adolescencia y que muchos de estos pacientes tienen familiares adultos afectos del mismo trastorno.

5.8 *Cuadros mixtos ansioso-depresivos*

Un número importante de pacientes en consultas ambulatorias sufren síntomas de ansiedad y de depresión simultáneamente sin cumplir criterios oficiales de diagnóstico (ICD-10 o DSM-IV) de ambos trastornos. La OMS, en 1992, introdujo el término *trastorno mixto de ansiedad y depresión (mixed anxiety-depression disorder [MAD])* con la finalidad de valorar y tratar adecuadamente a estos pacientes (Barlow & Campbell, 2000). Sucintamente, disponemos de tres criterios básicos:

1. Presencia de depresión y ansiedad moderada.
2. Síntomas vegetativos ocasionales.
3. El conjunto de síntomas no cumple criterios de un episodio depresivo o de un trastorno específico de ansiedad.

> – Humor disfórico persistente o recurrente, de como mínimo un mes de duración.
> – Cuatro o más de los siguientes síntomas presentes durante el mismo período:
>   - Dificultad de concentración.
>   - Alteración del sueño.
>   - Fatiga o falta de energía.
>   - Irritabilidad.
>   - Preocupación.
>   - Tendencia al llanto.
>   - Hipervigilancia.
>   - Aprensión.
>   - Pesimismo (desesperanza).
>   - Baja autoestima.
> – Los síntomas originan *distress* clínicamente significativo o alteración en la actividad social o en otras áreas importantes de funcionamiento. Los síntomas no son el resultado directo de efectos fisiológicos de sustancias o condiciones médicas.
> – Se excluyen otras patologías.

Tabla 9. Criterio DSM-IV-TR para la categoría provisional de trastorno mixto ansioso-depresivo.

Es importante resaltar los siguientes aspectos de esta definición. En primer lugar la depresión no debe ser grave ni tampoco incapacitante (incluyendo ideas o planes de suicido), como son en el caso de pacientes afectos de depresión mayor, depresión melancólica o depresión bipolar (véase la tabla 9). En los criterios de la OMS, sin embargo, los pacientes pueden referir ideas de desesperanza y, ocasionalmente, de suicidio que puede confundir al clínico con otras formas graves de depresión (véase la tabla 10). Respecto a la ansiedad, ésta suele ser fluctuante, nunca súbita en forma de ataques, ni asociada a diversas conductas fóbicas o evitativas (por ejemplo agorafobia). En segundo lugar, los síntomas vegetativos suelen ser infrecuentes, aunque el paciente puede referirlos en el curso de la entrevista y se caracterizan por sensaciones difusas de tensión interna, insomnio, inquietud, cefaleas de tensión, en vez de los síntomas severos cardiovasculares frecuentes en el caso de pacientes afectos de ataques de ansiedad (pánico y agorafobia). Ambas matizaciones son importantes a la hora de valorar a pacientes ansioso-depresivos.

No disponemos de demasiados estudios epidemiológicos de este trastorno, y hemos de tener en cuenta que una de las limitaciones de estas investigaciones es su aparente inestabilidad diagnóstica. Los estudios epidemiológicos cifran la prevalencia del trastorno entre un 0,8 % y un 5,1 % en atención primaria (Usall & Márquez, 1999). En una muestra española de este nivel de atención se constató, según un estudio naturalístico, la estabilidad del diagnóstico para el trastorno según criterios DSM-IV. Por el contrario, otro estudio, según el criterio oficial ICD-10, no demostró una estabilidad diagnóstica aceptable. Algunos autores consideran un pronóstico peor en aquellos pacientes con *síntomas mixtos,* comparados con pacientes ansiosos puros (ataques de pánico) o depresivos unipolares sin ansiedad. Diversos problemas limitan este tipo de estudios. En primer lugar, la mayoría de pacientes ambulatorios, con síntomas de ansiedad y de depresión, pueden cumplir diversos criterios simultáneamente (por ejem-

<table>
<tr><td colspan="2">
— Humor triste o bajo.
— Pérdida de interés o placer.
— Ansiedad prominente o preocupación.
— Múltiples síntomas asociados:
</td></tr>
<tr><td>

• Alteración del sueño.
• Alteración del apetito.
• Temblor.
• Ideas y/o actos suicidas.
• Fatiga y pérdida de energía.
• Sequedad de boca.
</td><td>

• Palpitaciones.
• Pérdida de libido.
• Falta de concentración.
• Tensión e inquietud.
• Mareo.
• Irritabilidad.
</td></tr>
</table>

Tabla 10. Trastorno crónico mixto ansioso-depresivo-F41.2.

plo, distimia, trastorno de ansiedad generalizad, etc.)(Gastó, 2002). En segundo lugar, resulta extremadamente difícil precisar *qué clase de síntomas inician la enfermedad.* Y es que la secuencia de aparición de síntomas, en este campo de análisis, es fundamental en la validación de una categoría tan poco específica y de límites muy imprecisos (Gastó, 2003).

En la práctica clínica, lo más frecuente es que la ansiedad *preceda* a la depresión y no a la inversa. Este fenómeno se debe sin duda a que la ansiedad denota un sufrimiento general para cualquier tipo de enfermedad humana. De hecho, el trastorno de pánico, la agorafobia, el trastorno obsesivo compulsivo y el trastorno por estrés postraumático son los diagnósticos más frecuentemente asociados a depresión. No obstante, el trastorno de ansiedad generalizada se encuentra en una posición intermedia, entre las patologías graves de ansiedad y las fobias. Los criterios del trastorno mixto de ansiedad y depresión parecen derivar, en realidad, de una mezcla de síntomas del trastorno de ansiedad generalizada y el de depresión mayor sin que por el momento podamos especificar qué series de síntomas inician el cuadro clínico. La evolución de los pacientes y la elección terapéutica podría ser muy distinta según la forma de iniciarse el trastorno.

Entre otras, las siguientes limitaciones del diagnóstico de trastorno mixto deben superarse en los nuevos estudios prospectivos:

1. El umbral de definición de los criterios.
2. El patrón altamente inespecífico de síntomas.
3. El concepto de gravedad.
4. La elevada reactividad ambiental de los pacientes diagnosticados.

Estas limitaciones están en vías de investigación para los nuevos criterios de diagnóstico (por ejemplo DSM-V).

6 Diagnóstico diferencial

Cualquier estado de ansiedad, exceptuando las fobias específicas y el síndrome de estrés postraumático, pueden depender de distintos tipos de enfermedades comunes, incluidas las enfermedades mentales (véase la tabla 11). Los ataques de pánico y la agorafobia comparten síntomas con otros **trastornos** mentales. Las personas afectas de TOC y diversas fobias sufren con cierta frecuencia episodios de depresión.

Enfermedades somáticas	
Cardíacas:	
– Angina.	– Infecciones.
– Arritmias.	– Prolapso mitral.
– Enfermedad cardíaca congestiva.	– Taquicardia atrial paroxística.
Endocrinas:	
– Hipertiroidismo.	– Hipoglicemia.
– Enfermedad de Cushing.	– Síndrome perimenstrual.
– Hiperparatiroidismo.	
Neoplásicas:	
– Síndrome carcinoide.	– Feocromocitoma.
– Insulinoma.	
Neurológicas:	
– Meniere.	– AVC.
– Migraña.	– Vértigo.
– Epilepsia.	
Pulmonares:	
– Asma.	– EPOC.
– Embolismo.	
Fármacos y sustancias	
– Antidepresivos.	– Cafeína.
– Psicoestimulantes.	– Cocaína.
– Esteroides.	– Alucinógenos.
– Simpaticomiméticos.	
Enfermedades mentales	
– Trastornos adaptativos.	– Trastornos de personalidad.
– Depresión.	– Histeria y trastornos somatoformes.

Tabla 11. Diagnóstico diferencial de los trastornos de ansiedad.

Especial importancia tienen las enfermedades comunes que cursan de forma paroxística y pueden motivar crisis de ansiedad y, ocasionalmente, temores fóbicos e hipocondríacos. La ansiedad generalizada caracterizada por un *hiperarousal* persistente (por ejemplo, inquietud, insomnio, preocupaciones, etc.) puede confundirse con el TOC y con cuadros clínicos donde las molestias físicas son prominentes (por ejemplo, somatizaciones, fibromialgia, fatiga crónica, etc.). De las enfermedades orgánicas, las cardiovasculares, endocrinas, metabólicas y neurológicas son las que, con más frecuencia, se asocian a crisis de ansiedad; rara vez, las monofobias están asociadas a enfermedades orgánicas. No obstante, las monofobias de inicio tardío, en edad adulta, deben hacer sospechar enfermedades orgánicas o mentales ocultas.

7   Conclusiones

La detección precoz de enfermos con ansiedad es fundamental en atención primaria, no solamente con la finalidad de aliviar el padecimiento sino también con la intención de evitar, en lo posible, el consumo inadecuado de fármacos ansiolíticos o de otras sustancias, así como evitar el riesgo de cronificación.

Dado que la ansiedad, como agrupación de síntomas, es enormemente inespecífica, hemos de intentar establecer un marco diagnóstico de referencia. Las formas de ansiedad que hemos expuesto gozan de una estabilidad diagnóstica aceptable. Debemos tener en cuenta que el mero diagnóstico de «trastorno de ansiedad» o de «crisis de angustia» es tan sólo el comienzo del razonamiento diagnóstico y no un diagnóstico definitivo y mucho menos un cuadro clínico que permita elaborar un plan terapéutico a corto o largo plazo.

Capítulo 3

Diagnóstico de ansiedad en la atención primaria

Miquel Roca

1 Introducción

El diagnóstico clínico de lo que entendemos por ansiedad no está exento de controversias. Vendría definido como una forma de expresión emocional en la que la persona experimenta una sensación exagerada de inquietud, con una gran preocupación o temor sin que, en muchas ocasiones, pueda identificar adecuadamente el motivo de su estado. Esta expresión emocional no siempre debe ni puede ser considerada como patológica, ya que, en general, todas las personas podemos manifestar una respuesta emocional de características adaptativas, secundaria a diversas circunstancias en la vida cotidiana.

La respuesta de huida es habitual y adaptativa ante estímulos o situaciones que constituyen una amenaza, como se ha comentado en páginas anteriores. Si esta respuesta se condiciona a situaciones u objetos «neutros» o aparece de forma desproporcionada y, además, impide al individuo llevar su vida habitual, entendemos que ha sobrepasado un mecanismo natural de adaptación y nos encontramos ante una ansiedad patológica (véase la tabla 1). Como se ha explicado en el capítulo 1, es esencial el fenómeno de la generalización y, para entender las distintas formas clínicas hacia las que puede derivar esta ansiedad clínica, hay que manejar conceptos de intensidad, evitación, condicionamiento, etc., en los que están involucrados importantes mecanismos biológicos. Habitualmente esta ansiedad patológica resulta «primaria», es decir, representa un trastorno psiquiátrico *per se*, pero en ocasiones es posible que constituya un síntoma acompañantes a otros trastornos psiquiátricos (depresión, psicosis...) en cuyo caso hablamos de ansiedad secundaria.

Ansiedad no patológica	Adaptación ante una situación externa vivida como amenaza por el individuo.
Ansiedad patológica	Inadecuada adaptación debido a que: – La amenaza no puede objetivarse. – La duración o la intensidad son desproporcionadas o inadecuadas.

Tabla 1. Ansiedad y ansiedad patológica.

La prevalencia clínica de los diferentes trastornos de ansiedad (ansiedad patológica) es muy variable y depende de criterios clínicos y nosológicos. Diversos estudios establecen un porcentaje entre el 5 % y el 10 % de la población general afectada por cuadros de ansiedad, mientras que, en atención primaria, en algunas series se indica que hasta el 50 % de los pacientes que acuden a la consulta presentan alguna forma de ansiedad (Van Rijswijk *et al.*, 2007).

En este capítulo nos centraremos de forma más amplia en algunos cuadros clínicos que, no sin determinadas controversias, se han definido como trastornos de la ansiedad, entre ellos los trastornos por ansiedad generalizada y los trastornos de angustia. Se trata de cuadros que en atención primaria, independientemente de las nosologías aplicadas, tienen una gran importancia sociosanitaria, dada su alta morbilidad en términos de incidencia y prevalencia. Es necesario, por tanto, un detallado conocimiento clínico práctico y semántico por las posibles equivalencias populares, muchas veces equívocas, entre términos como ansiedad, angustia, miedo, fobias, temor, pánico, etc., aunque algunos trabajos publicados no contribuyan precisamente a clarificarlos.

2   Diagnóstico

2.1   *Entrevista clínica*

A pesar de lo frecuente del padecimiento, hay que tener en cuenta que muchos pacientes con ansiedad no han sido todavía diagnosticados correctamente (Sihvo *et al.*, 2006). En atención primaria es especialmente relevante la necesidad de contemplar este diagnóstico, ante la posibilidad de que pacientes conocidos no hayan sido diagnosticados adecuadamente (Lecrubier, 2007). Así, debemos fijarnos especialmente en pacientes con diagnósticos poco precisos o dudosos porque quizá se trate de pacientes con ansiedad y que no han sido contemplados como tales. En ocasiones estos pacientes pueden haber sido diagnosticados erróneamente de:

- Síndromes vertiginosos.
- Síndrome del intestino irritable.
- Síndrome de fatiga crónica.
- Dolor torácico atípico.
- Etc.

La entrevista clínica en atención primaria resulta una herramienta fundamental para poder establecer adecuadamente el diagnóstico de ansiedad. De forma muy especial debemos contemplar los aspectos que se detallan en la tabla 2. Si bien siempre debe procurarse un entorno adecuado en el encuadre asistencial, esta necesidad se hace más evi-

– Explorar síntomas físicos y psíquicos.
– Explorar entorno familiar, laboral y social.
– Explorar eventuales desencadenantes de la ansiedad.
– Explorar acontecimientos vitales.
– Explorar patologías previas.
– Explorar características de la personalidad del individuo.
– Explorar medicamentos o sustancias que el paciente tome para mejorar la ansiedad (incluidos productos de herbolario, etcétera).
– Explorar hábitos de consumo de sustancias.

Tabla 2. Entrevista clínica en pacientes con sospecha de trastornos de ansiedad.

dente al explorar los aspectos psicosociales de los individuos y de una forma determinante en los casos de problemas de ansiedad. Deben de evitarse situaciones que pueden interferir negativamente en la entrevista, tales como problemas estructurales y organizativos (Fernández *et al.*, 2006).

2.2 *Formas de ansiedad y claves para su diagnóstico*

Las diferentes formas clínicas de ansiedad tienen características específicas diferenciadas claramente y deben de ser reconocidas según los criterios clínicos, que se comentarán

Para las crisis de angustia/ataques de pánico
¿Ha sentido de forma brusca una sensación repentina de palpitaciones, falta de aire, miedo a perder el control a desmayarse o a morirse?
Para las fobias
¿Tiene un miedo excesivo a alguna situación concreta como los lugares cerrados, ascensores, o todo lo contrario, lugares con mucha gente? (Agorafobia) ¿Le produce una situación de miedo excesivo el tener que relacionarse con la gente, hablar o realizar determinadas actividades delante de otros? (Fobia social)
Para el trastorno obsesivo compulsivo
¿Tiene ideas o pensamientos repetitivos que considere fuera de su razonamiento habitual? (Obsesiones) ¿Tiene conductas repetitivas, como lavarse las manos o comprobar cosas, que debe realizar de manera reiterada sin poder evitarlo? (Compulsiones)

Tabla 3. Preguntas específicas para la entrevista clínica en el diagnóstico de diferentes tipos de ansiedad.

Trastornos de ansiedad		
Trastorno	**Descripción**	**Preguntas útiles**
Trastorno de angustia	Los síntomas ocurren primariamente durante la crisis de angustia.	¿Tiene momentos en los que bruscamente se siente asustado, con gran ansiedad, falta de aire, palpitaciones, dolor torácico, mareo, hormigueos, sudoración, debilidad y miedo a morir?
Fobia social	Temor acusado y persistente por situaciones sociales o actuaciones que pueden ser embarazosas.	¿Le preocupa sentirse violento en una situación social o actuación en público?
Fobia específica	Temor acusado y persistente de un objeto o situación específicos.	¿Tiene temores excesivos o irracionales de objetos o situaciones específicas?
TOC	Pensamientos, ideas, impulsos o imágenes persistentes e intrusivos asociados con conductas repetitivas para reducir el malestar.	¿Está preocupado por pensamientos recurrentes y/o conductas repetitivas?
Trastorno de estrés postraumático	Exposición a un acontecimiento traumático que es reexperimentado persistentemente con síntomas de ansiedad que duran más de un mes.	¿Tiene malestar provocado por la reexperimentación de algún acontecimiento traumático del pasado?
Trastorno de estrés agudo	Exposición a un acontecimiento traumático que es reexperimentado persistentemente con síntomas de ansiedad que duran de dos días a cuatro semanas y que aparecen en las cuatro semanas que siguen al acontecimiento.	¿Tiene malestar provocado por la reexperimentación de algún acontecimiento traumático del pasado?
Trastorno de ansiedad generalizada	Ansiedad y preocupación persistente y excesiva (libre flotante) ante múltiples situaciones y acontecimientos, durante al menos seis meses, que provocan deterioro funcional.	¿Tiene episodios de nerviosismo o preocupación excesiva ante múltiples situaciones o acontecimientos?
SEMERGEN Doc. Depresión y ansiedad. Edicomplet, 2006		

Tabla 4. Claves diagnósticas en los diferentes tipos de ansiedad.

más adelante en el capítulo, tras una observación lo más minuciosa posible en el marco de la atención primaria en la entrevista clínica. Dadas las dificultades, en algunos casos, para concretar las características de la ansiedad, pueden utilizarse algunas preguntas concretas que exploran aspectos definidos y determinantes en algunos de los padecimientos por ansiedad más comunes, tal y como se refleja en las tablas 3 y 4. Estas cuestiones pueden servir como preguntas clave para facilitar la orientación del interrogatorio clínico en la entrevista. La tabla 4, además, explica algunas de las claves clínicas diagnósticas más frecuentes en los diferentes tipos de ansiedad.

2.3 Clasificaciones diagnósticas y trastornos de ansiedad

Para ilustrar las dificultades de la utilización de criterios clínicos en asistencia e investigación es suficiente con contrastar lo que ocurre en las nosologías internacionales respecto a la ansiedad patológica y sus formas clínicas. Estas clasificaciones han recogido una abundante pero no siempre clarificadora información acerca de los cuadros ansiosos. Los criterios diagnósticos de investigación de la CIE-10 (OMS) para la crisis de angustia son idénticos a los del DSM-IV (APA), excepto en el hecho de que la CIE-10 incluye un síntoma adicional: boca seca. A diferencia del DSM-IV, el algoritmo diagnóstico que propone la CIE-10 exige que por lo menos uno de los síntomas corresponda a palpitaciones, sudoración, temblores o boca seca. A su vez, los criterios de la CIE-10 requieren la aparición como mínimo de cuatro crisis en un período de cuatro semanas, hecho que acentúa un poco más las diferencias con el DSM-IV, donde la definición de trastorno de angustia especifica que las crisis de angustia resulten clíni-

F41 Otros trastornos de ansiedad	
F41.0	Trastorno de pánico (ansiedad paroxística episódica).
F41.1	Trastorno de ansiedad generalizada.
F41.2	Trastorno mixto ansioso-depresivo.
F41.3	Otro trastorno mixto de ansiedad.
F41.8	Otros trastornos de ansiedad especificados.
F41.9	Trastorno de ansiedad sin especificación.

Tabla 5. Clasificación CIE-10 de trastornos de ansiedad.

	Crisis de angustia *(panic attack)*.
	Agorafobia.
F41.0	Trastorno de angustia sin agorafobia (300.01).
F40.01	Trastorno de angustia con agorafobia (300.21).
F40.00	Agorafobia sin historia de trastorno de angustia (300.22).
F40.2	Fobia específica (300.29).
F40.1	Fobia social (300.23).
F42.8	Trastorno obsesivo compulsivo (300.3).
F43.1	Trastorno por estrés postraumático (309.81).
F43.0	Trastorno por estrés agudo (308.3).
F41.1	Trastorno de ansiedad generalizada (300.02).
F06.4	Trastorno de ansiedad debido a... (indicar enfermedad médica) (293.84).
F1x.8	Trastorno de ansiedad inducido por sustancias.
F41.9	Trastorno de ansiedad no especificado (300.00).

Tabla 6. Clasificación DSM IV de trastornos de ansiedad.

camente significativas y revistan carácter recurrente. Asimismo, la CIE-10 excluye el diagnóstico de trastorno de angustia si las crisis son debidas a esquizofrenia o a un trastorno del estado de ánimo.

En cambio, los criterios diagnósticos de investigación de la CIE-10 para la agorafobia difieren marcadamente de los del DSM-IV. La CIE-10 exige la presencia de temor o evitación por lo menos en dos de las siguientes situaciones: aglomeraciones, lugares públicos, viajar solo o ausentarse de casa. Además, la CIE-10 también requiere la presencia simultánea como mínimo de dos síntomas de ansiedad (de una lista de 14 síntomas de angustia) en, al menos, una ocasión, y que estos síntomas de ansiedad «se limiten a, o predominen en, las situaciones temidas o la contemplación de tales situaciones». Sólo a título orientativo, sin entrar en sus criterios diagnósticos, las tablas 5 y 6 recogen los trastornos de ansiedad tal y como son utilizados en las nosologías internacionales citadas.

2.4 Ansiedad y diagnóstico diferencial

El diagnóstico de ansiedad (en cualquiera de sus formas clínicas) debe tener en cuenta el diagnóstico diferencial con diversas entidades médicas que pueden cursar con síntomas ansiosos, especialmente de características «somáticas» por utilizar un término ambiguo pero aún vigente, así como algunas sustancias (tóxicos o medicamentos frecuentemente utilizados en atención primaria) que pueden provocar también este tipo de síntomas. Finalmente, es importante recordar que el diagnóstico diferencial de la ansiedad debe incluir otras entidades psiquiátricas que pueden presentar sintomatología de ansiedad secundaria, algunas de las cuales son muy frecuentes también en atención primaria (Roy-Byrne *et al.*, 2006; Smolders *et al.*, 2008).

2.4.1 Con patología no psiquiátrica

Muchas enfermedades no psiquiátricas se acompañan de síntomas ansiosos en su desarrollo o presentan quejas que pueden ser confundidos con manifestaciones propias de una crisis de ansiedad. Enfermedades que son motivo de consulta en urgencias pueden ser lo suficientemente preocupantes como para determinar una reacción de ansiedad, incluso intensa, especialmente en pacientes de alta vulnerabilidad biológica.

2.4.1.1 Patología cardíaca

– Prolapso de la válvula mitral. Se asocia con frecuencia a crisis de angustia, de modo que es compatible su diagnóstico con el de trastorno de angustia. Es más frecuente su aparición en mujeres entre 14 y 30 años de edad, con palpitaciones, mareos y síncopes. En la auscultación cardíaca se detecta un chasquido meso-telesistólico y, con frecuencia, se sigue de un soplo telesistólico. El soplo aumenta con la maniobra de Valsalva y disminuye en cuclillas y al realizar ejercicios isométricos. El ECG suele ser normal, pero puede mostrar ondas T bifásicas o negativas en las derivaciones II, III y aVF.

– Otros trastornos cardíacos: infarto agudo de miocardio, angina de pecho, rotura de aorta, taquiarritmias, crisis hipertensivas...

2.4.1.2 Patología pulmonar

Es preciso descartar embolismo pulmonar, enfermedad pulmonar obstructiva crónica, neumotórax, crisis asmáticas...

2.4.1.3   Patología endocrino-metabólica

- Hiper-hipotiroidismo: la ansiedad es un síntoma frecuente en ambos cuadros y puede presentarse incluso antes que la sintomatología propia de los mismos. La palma de la mano fría y húmeda, característica de las personas con ansiedad, es diferente de la palma de la mano caliente y húmeda del hipertiroidismo.
- Hiperparatiroidismo: existe hipercalcemia.
- Feocromocitoma: los antecedentes familiares de feocromocitoma, neoplasia endocrina múltiple o colelitiasis, y la presencia de crisis de angustia caracterizadas por cefalea, sudoración difusa, enrojecimiento y palpitaciones con ausencia de síntomas cognitivos y de evitación fóbica, nos harán sospechar este diagnóstico.
- Hipoglucemia: los síntomas aparecen con niveles de glucemia inferiores a 40 mg/100 ml.
- Hipercortisolismo.
- Síndrome confusional. Puede ser de etiología tóxica, metabólica, infecciosa o traumática. Se acompaña casi siempre de un comportamiento ansioso asociado a fluctuación de la conciencia.

Existen también síntomas ansiosos cuyo desencadenante puede ser la utilización de determinados tipos de fármacos:

- Estimulantes: el uso de anfetaminas y cocaína puede producir síntomas de ansiedad e incluso crisis de angustia relacionadas con sus efectos simpaticomiméticos.
- Consumo excesivo de café: el *cafeinismo* es una causa frecuente de ansiedad; puede provocar incremento de la diuresis, intranquilidad e hiperactividad, temblor, taquicardia, insomnio.
- Abstinencia de sustancias depresoras del SNC (morfina, heroína, alcohol, benzodiacepinas...). Siempre es conveniente realizar una breve historia de abuso de sustancias e interrogar por cambios recientes en el hábito de consumo.
- Otros fármacos: hipoglucemiantes orales, insulina, L-DOPA, hormonas tiroideas, cicloserina, isoniacida, xantinas, corticoides... La acatisia es frecuente en pacientes que siguen tratamiento con antipsicóticos clásicos, y se confunde fácilmente con la ansiedad. La característica básica es la incapacidad para permanecer tranquilos, que se refleja en inquietud motora y/o sensación subjetiva de inquietud.

2.4.2   Con patología psiquiátrica

2.4.2.1   Depresión

Es frecuente que se acompañe de ansiedad. Aproximadamente en tres de cada cuatro depresiones existe un nivel importante de ansiedad. Los pacientes ansiosos se quejan de falta de sueño, pero no de despertar precoz y no suelen presentar falta de apetito o disminución de la capacidad para concentrarse. Tampoco es frecuente la fluctuación diurna del estado de ánimo, ni la inhibición, ni la pérdida del placer sexual, ni de la capacidad de disfrutar de las situaciones placenteras. Sin embargo, aproximadamente un 10 % de los pacientes con síntomas depresivos podrían ser diagnosticados de trastorno mixto ansioso-depresivo (véase el capítulo 2). El solapamiento de ambas entidades produce además una mayor complejidad de su clínica comórbida, así como un mayor uso de medios asistenciales y sanitarios (McLaughlin *et al.*, 2006).

2.4.2.2   Trastorno obsesivo compulsivo

Los pacientes presentan los rituales, o rumiaciones, típicos. La ansiedad se manifiesta cuando intentan controlar los síntomas del trastorno.

2.4.2.3   Psicosis

Un paciente psicótico puede consultar por angustia, especialmente en las fases iniciales de los brotes agudos de la enfermedad, cuando las vivencias de cambio del entorno y los trastornos perceptivos aparecen y todavía no se ha elaborado una explicación delirante de la experiencia.

2.4.2.4   Trastorno por estrés postraumático

Aparece en el tiempo un agente estresante claro y de gran intensidad, de forma que se considera que sin el suceso estresante, el cuadro de ansiedad no se hubiera presentado. El paciente vuelve a experimentar el hecho a través de sueños o imágenes y evita cualquier actividad o situación que le recuerde el suceso traumático.

2.4.2.5   Reacciones agudas a estrés

Los síntomas se presentan al cabo de unos pocos minutos, si no lo han hecho de forma inmediata tras el impacto de un agente estresante excepcional.

2.4.2.6   Trastorno por somatización

Estos pacientes suelen presentar una gran variedad de molestias físicas sin que se encuentre en la exploración una explicación de alteración biológica subyacente. Al igual que los pacientes con trastorno por ansiedad generalizada, muestran constantes preocupaciones, pero en ellos éstas se centran casi exclusivamente en las quejas somáticas. El paciente no se tranquiliza con las explicaciones del médico ni con la realización de las pruebas diagnósticas complementarias, por lo que suele consultar con frecuencia en los servicios de urgencias o se traduce en una hiperfrecuentación de los servicios de atención primaria.

2.4.2.7   Trastornos de adaptación

Los síntomas con menos de tres meses de evolución se relacionan con un cambio importante en la biografía del paciente.

2.4.2.8   Trastornos de personalidad

Se trata de personas con particular vulnerabilidad a presentar ansiedad, generalmente en relación a conflictos con los demás. La existencia de ansiedad marcada es más frecuente en los trastornos por evitación, dependencia y obsesivo compulsivo.

2.4.2.9   Trastornos fóbicos

La ansiedad aparece únicamente ante la exposición al objeto o situación fóbica. Es muy raro diagnosticarlos en las salas de urgencias.

2.5   Clínica de ansiedad y diagnóstico

Los pacientes con ansiedad se pueden presentar con sintomatología clínica muy diversa que, en muchos casos, dificulta el diagnóstico correcto. Los síntomas más frecuentes (en la mayoría de pacientes) se deben a una hiperestimulación del sistema simpático por la ansiedad, lo que se traduce en síntomas físicos muy variados. El dolor es un síntoma muy frecuente en los pacientes con ansiedad, y puede presentarse de forma inespecífica y en cualquier localización corporal: cefalea, dolor torácico, de espalda o epigástrico.

La hiperfrecuentación se presenta aproximadamente en la tercera parte de los pacientes con ansiedad, por lo que es un concepto a tener en cuenta desde la atención primaria. Los pacientes con trastornos de ansiedad suelen acudir al médico por voluntad propia. Es frecuente que consulten por síntomas somáticos derivados de su ansiedad y crean tener alguna patología física que los origine. También pueden interpretar sus síntomas como relacionados con conflictos personales o determinadas circunstancias ambientales que, sin embargo, no los justifican. Es habitual que manifiesten sus quejas de forma imprecisa. En el caso de los pacientes con crisis de angustia, con frecuencia la primera consulta se dirige a un servicio de urgencias, dada la presentación súbita y alarmante de las crisis. La presentación clínica es amplia y variada y los médicos de atención primaria, con frecuencia, topan con un solapamiento o enmascaramiento de quejas y síntomas que no facilitan el adecuado diagnóstico y consiguiente abordaje.

Por otro lado, paralelamente, la vivencia cognitiva de ansiedad puede expresarse de múltiples maneras y alterar diversas funciones del individuo:

- Sentimiento de temor: es un síntoma nuclear. Provoca una actitud de alerta, como queriendo anticiparse a un peligro. Existen diversos miedos (a perder el control sobre sí mismo, a volverse loco, a padecer una enfermedad somática grave e, incluso, a morir).
- Sensación de tensión: el sujeto se encuentra nervioso, inquieto, continuamente preocupado y es incapaz de relajarse.
- Vivencias de extrañeza: en cuadros intensos de ansiedad puede alterarse la vivencia del tiempo y de forma transitoria aparecen fenómenos del tipo «ya visto» *(déjà vu)* o, por el contrario, del «nunca visto» *(jamais vu)*.
- En ocasiones, la angustia se acompaña de desrealización y despersonalización. La primera es una sensación de extrañeza del entorno, que aparece como irreal. La despersonalización constituye una sensación de extrañeza y a la vez de irrealidad personal: el paciente refiere que se siente diferente, cambiado.
- Alteraciones cognitivas: debido al elevado estado de activación, disminuye la atención y aparece *distraibilidad*, dificultad para concentrarse y tendencia a la fatiga intelectual. Los pacientes se quejan de problemas de memoria, refieren que ésta se vuelve más pobre y sufren olvidos frecuentes.
- Alteraciones de sueño: el paciente tarda en conciliar el sueño que, con frecuencia, puede verse interrumpido por despertares nocturnos y pesadillas; manifiesta, además, cansancio y/o sensación de sueño no reparador.
- Alteraciones del comportamiento: el sujeto ansioso se vuelve malhumorado e irritable y adopta una actitud hipervigilante.

Por otra parte, la ansiedad puede provocar síntomas en todos los órganos y sistemas del organismo. A menudo, el paciente está convencido del origen exclusivamente somático de los mismos y los vive como una amenaza a su salud física:

— Síntomas cardiocirculatorios: palpitaciones, taquicardia, opresión torácica, dolor precordial, sensación de paro cardíaco...

— Síntomas gastrointestinales: sensación de nudo en el estómago, espasmos faríngeos (nudo esofágico), náuseas, vómitos, meteorismo, diarrea o estreñimiento, alteraciones del apetito...

— Síntomas respiratorios: dificultad al respirar con sensación de falta de aire, sensación de ahogo o paro respiratorio, suspiros, accesos de tos nerviosa... Es frecuente la hiperventilación, que puede provocar síntomas secundarios a la alcalosis respiratoria derivada (parestesias en los dedos de las manos, los pies y en la cara, vértigos y síncopes...).

— Síntomas genitourinarios: micción imperiosa, nicturia, polaquiuria, disuria; trastornos de la función sexual, como impotencia, eyaculación precoz y frigidez.

— Síntomas neurológicos: mareos, vértigos, cefalea, inestabilidad al andar, temblor, entumecimiento, parestesias... Es preciso realizar diagnóstico diferencial con síndrome conversivo, cuyos síntomas son pérdida de sensibilidad y alteraciones motoras como parálisis; pueden aparecer alteraciones tanto visuales (sensación de borrosidad del contorno de objetos o deslumbramientos) como auditivas (hipersensibilidad e intolerancia a los ruidos, zumbidos de oídos).

— Síntomas musculares: debilidad física, sensación de flojedad de piernas, lumbalgias y algias diversas.

— Síntomas neurovegetativos: sequedad de boca, midriasis, rubor o palidez, sofocos, sudoración, frialdad cutánea.

3 Sintomatología de la ansiedad aguda

A efectos prácticos, para el médico de atención primaria, resumiremos los diferentes tipos de síntomas con los que se manifiesta la ansiedad en sus formas más agudas o críticas. La separación entre «psicológicos» y «somáticos» es, evidentemente, artificial y sólo a título orientativo, porque los fundamentos neurobiológicos de muchos de estos síntomas dependen de las mismas alteraciones cerebrales subyacentes, como se ha explicado en capítulos anteriores.

3.1 *Sintomatología «psicológica»*

— Displacer sin origen específico, ansiedad, angustia, miedo, temor, pánico.

- Aprensión expectante, miedo a que ocurra algo grave, a la muerte, a la locura, a perder el control, a lo inesperado.
- Desasosiego, tensión, incapacidad para estar quieto o sentado, movimientos incesantes, irritabilidad, pérdida de la templanza, mal humor, impaciencia.
- Excesiva preocupación acerca de la salud.
- Miedo acerca de impresiones específicas y a situaciones como muerte inminente o a lo cerrado y a no poder huir.
- Merma en atención-concentración, mente en blanco.
- Reacciones de sobresalto-sobrecogimiento.
- Despersonalización, desrealización.
- Sentimientos de merma funcional.
- Búsqueda de dependencia, demanda de ayuda inmediata, inseguridad.
- Menor posibilidad para el discernimiento.

3.2 Sintomatología «somática»

- Sensación de ahogo, disnea, palpitaciones, accesos de calor, opresión precordial, respiración entrecortada, precordalgias, hiperventilación.
- Temblor, tensión muscular, dificultad para relajarse, lentificación motora, parestesias-disestesias, dolores y espasmos, algias musculares difusas, disartria.
- Sonrojo, rubor, sudoración.
- Pesadez, fatiga, vértigo, mareo, inestabilidad.
- Cefaleas en casco.
- Sequedad de boca, pesadez gástrica, aerofagia, náuseas, bolo esofágico, diarreas, movimientos intestinales aumentados.
- Polaquiuria.
- Impotencia, frigidez.
- Anorexia.
- Insomnio de conciliación, sueños fraccionados, pesadillas.

4 Exploraciones complementarias en la evaluación de la ansiedad

La exploración clínica en la ansiedad ha de abarcar, además de la entrevista y de la evaluación clínica de acuerdo con la sintomatología referida, una adecuada exploración física buscando signos de hiperfunción simpática que, en algunos casos, pueden corresponder a patología médica primaria. Finalmente, la exploración médica debería incluir:

– Pruebas biológicas: aunque no es posible realizarlas en todos los centros de salud en sus consultas ambulatorias, las siguientes exploraciones deberían ser contempladas en la valoración inicial de todo paciente ansioso con problemas para un diagnóstico diferencial de características no psiquiátricas. Obviamente, los síntomas o quejas referidos por el paciente, o recogidos mediante la entrevista clínica, orientarán hacia la realización de algunas de ellas de manera específica:

- Glucemia.
- Gasometría.
- Pruebas tiroideas.
- Electrolitos, calcio.
- Función hepática, urea, creatinina.
- Electrocardiograma y auscultación cardiopulmonar.
- En caso de cefalea intensa, rubefacción generalizada o hipertensión arterial; podríamos solicitar catecolaminas en orina de 24 horas.

– Instrumentos psicométricos: la utilización de pruebas psicométricas para la evaluación clínica de los trastornos mentales en atención primaria ha sido ampliamente discutida. Falta de tiempo, complejidad de las pruebas, validez y fiabilidad de los instrumentos, entre otros, son los puntos que han sido objeto de esta discusión. La posibilidad de entrevistas autoadministradas, que el paciente puede realizar incluso en casa y entregar en una visita posterior, el desarrollo de instrumentos de corta duración y reducido número de ítems, son los argumentos más sólidos esgrimidos en favor de que, en algunos casos, el médico de familia no dude en recurrir a las pruebas complementarias psicométricas al igual que se hace en determinados casos en psiquiatría.

Es cierto que los clínicos con experiencia acostumbran a desconfiar de estas evaluaciones psicométricas, salvo en casos de investigación, pero los médicos de familia deberían elegir alguno de los instrumentos que presentamos a continuación, tenerlos a mano en las consultas y acostumbrarse a su utilización. La remisión a especialista, por ejemplo, puede hacerse tras la gravedad clínica de un paciente confirmada por entrevistas psicométricas. En general, las pruebas psicométricas de evaluación de la ansiedad pueden ayudar al clínico, quizás de manera más clara en la ansiedad generalizada. Generalmente, como cribado diagnóstico bastan las aproximaciones con las preguntas presentadas. Para poder establecer unos criterios de adecuada evaluación de la ansiedad, además de los aspectos clínicos mencionados y de las manifestaciones del paciente, podemos emplear criterios aparentemente más «objetivos», derivados de estas pruebas, que pueden tener utilidad en algunas circunstancias pero que en ningún caso pueden ni deben sustituir a la entrevista clínica.

Los instrumentos disponibles de mayor fiabilidad y validez, con una administración que resulta factible en consultas de atención primaria, son los siguientes:

- Escala de Hamilton para la Ansiedad *(Hamilton Snxiety Rating Scale, HARS)*.
- Escala Breve de Ansiedad de Tyrer *(Brief Scale for Anxiety, BSA)*.
- Escala de Ansiedad Clínica *(Clinical Anxiety Scale, CAS)*.
- Escala de Pánico y Agorafobia de Bandelow *(Panic and Agoraphobia Scale, PAS)*.
- Escala de Ansiedad Social de Liebowitz *(Liebowitz Social Anxiety Scale, LSAS)*.
- Escala de Detección del Trastorno de Ansiedad Generalizada de Carroll y Davidson.
- Cuestionario de *Screening* de Ansiedad *(Anxiety Screening Questionnaire, ASQ-15)*.
- Inventario de Evaluación del Trastorno de Ansiedad Generalizada (GADI).

Estos instrumentos, que se muestran en el apartado 6 de este capítulo, serían los más utiles en la practica clínica. También se baraja actualmente, como hipótesis a desarrollar en un futuro no muy lejano aprovechando las nuevas tecnologías, un *screening* a través de medios informáticos autoaplicados, así como valoraciones teleasistidas (Farvolden *et al.*, 2003; Rollman *et al.*, 2005).

5   Conclusiones

La ansiedad, en sus diversas manifestaciones clínicas, implica cuadros clínicos con síntomas psicológicos y somáticos, que en ocasiones dificultan su diagnóstico en la clínica de atención primaria. Los pacientes con eventual sospecha de cuadros ansiosos obligan a una entrevista clínica específica, a veces algo compleja, y a la necesidad de descartar patologías no psiquiátricas que cursan claramente con síntomas similares. El uso de fármacos o tóxicos es otra cuestión esencial en el diagnóstico diferencial. Existen numerosas escalas que pueden ayudar al diagnóstico psicométrico, de forma complementaria, aunque su tiempo de administración en ocasiones dificulta su uso habitual, muy recomendado en determinados casos, para la práctica clínica habitual del médico de atención primaria.

6   Escalas de evaluación

Escala de Hamilton para la Ansiedad *(Hamilton Anxiety Rating Scale, HARS)*

Instrucciones: escoja en cada ítem la puntuación que corresponda a la intensidad acorde a lo que siente o a su comportamiento, de acuerdo a su apreciación, y luego sume la totalidad de los 14 ítems. Las definiciones que siguen al enunciado de cada ítem son ejemplos que pueden servir de guía. Deben puntuarse todos los ítems de acuerdo con los siguientes criterios: 0: Ausente; 1: Intensidad ligera; 2: Intensidad media; 3: Intensidad elevada; 4: Intensidad máxima (invalidante).

　　　　　　　　　　　　　　　　　　　　　　　　　　　　　　　Miquel Roca

1. **Humor ansioso.** Inquietud. Expectativas de catástrofe. Aprensión (anticipación temerosa). Irritabilidad.
2. **Tensión.** Sensaciones de tensión. Fatiga. Imposibilidad de estar quieto. Reacciones de sobresalto. Llanto fácil. Temblores. Sensaciones de incapacidad para esperar.
3. **Miedos.** A la oscuridad. A los desconocidos. A quedarse solo. A los animales. A la circulación. A la muchedumbre.
4. **Insomnio.** Dificultades de conciliación. Sueño interrumpido. Sueño no satisfactorio, con cansancio al despertar. Sueños penosos. Pesadillas. Terrores nocturnos.
5. **Funciones intelectuales (cognitivas).** Dificultad de concentración. Mala memoria.
6. **Humor depresivo.** Pérdida de interés. No disfruta del tiempo libre. Depresión. Insomnio de madrugada. Variaciones anímicas a lo largo del día.
7. **Síntomas somáticos musculares.** Dolores musculares. Rigidez muscular. Sacudidas musculares. Sacudidas clónicas. Rechinar de dientes. Voz quebrada.
8. **Síntomas somáticos generales.** Zumbido de oídos. Visión borrosa. Oleadas de calor o frío. Sensación de debilidad. Sensaciones parestésicas (pinchazos u hormigueos).
9. **Síntomas cardiovasculares.** Taquicardia. Palpitaciones. Dolor torácico. Sensación pulsátil en vasos. Sensaciones de «baja presión» o desmayos. Extrasístoles (arritmias cardíacas benignas).
10. **Síntomas respiratorios.** Opresión pretorácica. Constricción precordial. Sensación de ahogo o falta de aire. Suspiros. Disnea (dificultad para respirar).
11. **Síntomas gastrointestinales.** Dificultades evacuatorias. Gases. Dispepsia: dolores antes o después de comer, ardor, hinchazón abdominal, nauseas, vómitos, constricción epigástrica. Cólicos (espasmos) abdominales. Borborigmos. Diarrea. Perdida de peso. Estreñimiento.
12. **Síntomas genitourinarios.** Micciones frecuentes. Micción imperiosa. Amenorrea (falta del período menstrual). Metrorragia (hemorragia genital). Frigidez. Eyaculación precoz. Impotencia. Ausencia de erección.
13. **Síntomas del sistema nervioso autónomo.** Boca seca. Accesos de enrojecimiento. Palidez. Tendencia a la sudoración. Vértigos. Cefalea (dolor de cabeza) de tensión.
14. **Conducta en el transcurso del test.** Tendencia al abatimiento. Agitación: manos inquietas, juega con los dedos, cierra los puños, tic, aprieta el pañuelo en las manos. Inquietud: va y viene. Temblor en las manos. Rostro preocupado. Aumento del tono muscular o contracturas musculares. Respiración entrecortada. Palidez facial. Traga saliva. Eructos. Taquicardia o palpitaciones. Ritmo respiratorio acelerado. Sudoración. Pestañeo.

Puntos de corte recomendados: 0-5 no ansiedad; 6-14 ansiedad leve; más de 15 ansiedad moderada o grave.

Escala Breve de Ansiedad de Tyrer *(Brief Scale for Anxiety, BSA)*

a) Tensión interna (representada por sentimientos de incomodidad mal definidos, inquietud, confusión interna, tensión mental llegando a pánico, terror y angustia; clasificar según la intensidad, frecuencia, duración y extensión).

> 0. Apacible. Solamente tensión interna pasajera.
> 2. Sentimientos ocasionales de inquietud e incomodidad mal definidos.
> 4. Sentimientos continuos de tensión interna, o intermitente que el paciente puede controlar con cierta dificultad.
> 6. Terror o angustia sin ceder.

b) Sentimientos de hostilidad (representados por cólera, hostilidad y sentimientos de agresión sin considerar si se actúa sobre ellos o no; clasificar según intensidad, frecuencia y la cantidad de provocación tolerada).

> 0. No es fácilmente provocado.
> 2. Fácilmente provocado. Comunica sentimientos de hostilidad que son fácilmente disipados.
> 4. Reacciona a la provocación con cólera y hostilidad excesiva.
> 6. Cólera persistente, rabia u odio intenso que es difícil o imposible de controlar.

c) Hipocondría (representada por preocupación exagerada o preocupación no real sobre estar enfermo o la enfermedad; distinguir entre la preocupación sobre cosas de poca importancia y dolores).

> 0. No preocupación sobre estar enfermo.
> 2. Reacciona a la menor disfunción del cuerpo con presagio. Temor o fobia exagerados a la enfermedad.
> 4. Convencido de que hay alguna enfermedad pero puede ser tranquilizado, solamente por un período breve.
> 6. Convicciones hipocondríacas absurdas e incapacitantes (se le pudre el cuerpo, las tripas no han funcionado durante meses).

d) Preocupación por pequeñas cosas (representada por aprensión y preocupación excesiva por pequeñas cosas que es difícil de parar y que no guarda proporción con las circunstancias).

> 0. Ninguna preocupación en concreto.
> 2. Preocupación excesiva que no puede quitarse de encima.

4. Aprensivo o preocupado por pequeñas cosas o rutinas cotidianas de poca importancia.
6. Preocupación que no cesa o dolorosa. El consuelo es ineficaz.

e) Fobias (representadas por sentimientos de fobia/temor no razonable en situaciones específicas [como el autobús, el supermercado, la multitud, sentirse encerrado, estar solo] que son evitadas si es posible).

0. Ninguna fobia.
2. Sentimientos de malestar vago en situaciones que pueden ser dominadas sin ayuda o tomando precauciones simples, como evitar la hora punta cuando esto resulta posible.
4. Ciertas situaciones provocan malestar marcado y se evitan sin perjudicar el rendimiento social.
6. Fobias incapacitantes que restringen gravemente las actividades, por ejemplo, si el paciente es completamente incapaz de salir de casa.

f) Sueño reducido (representado por una experiencia subjetiva de duración o profundidad del sueño insuficiente comparado con el propio patrón normal del sujeto cuando está bien).

0. Duerme como siempre.
2. Ligera dificultad en dormirse o sueño ligero, levemente reducido.
4. El sueño está reducido o interrumpido por lo menos 2 horas.
6. Menos de 2 o 3 horas de sueño.

g) Perturbación autonómica (representada por descripciones de palpitaciones, dificultades al respirar, mareos, sudor incrementado, manos y pies fríos, boca seca, diarrea, micción frecuente; distinguir de tensión interna y dolores).

0. Ninguna perturbación autonómica.
2. Síntomas autonómicos ocasionales que ocurren bajo estrés emocional.
4. Alteraciones autonómicas intensas o frecuentes que están experimentadas como incomodidad o inconveniente social.
6. Alteraciones autonómicas muy frecuentes que interrumpen otras actividades o son incapacitantes.

h) Dolores (representados por comunicación de malestar corporal, dolores; clasificar según intensidad, frecuencia o duración, y alguna petición para el alivio; no considerar cualquier síntoma de causa orgánica; distinguir de hipocondría, perturbación autonómica y tensión muscular).

0. Dolores ausentes o transitorios.
2. Dolores ocasionales definitivos.
4. Dolores inconvenientes y prolongados. Peticiones de analgésicos efectivos.
6. Dolores muy intensos o que interfieren gravemente.

i) Alteraciones autonómicas (representadas por signos de disfunción autonómica, hiperventilación o suspiros frecuentes, rubor, sudor, manos frías, pupilas dilatadas, boca seca y desmayo).

0. Alteraciones autonómicas no observadas.
2. Alteraciones autonómicas leves u ocasionales, tal como ruborizarse o palidecer o sudar bajo estrés.
4. Alteración autonómica obvia en varias ocasiones incluso cuando no está bajo estrés.
6. Alteraciones autonómicas que interfieren con la entrevista.

j) Tensión muscular (representada por rigidez en la expresión facial, la postura y los movimientos).

0. Parece relajada.
2. Cara y postura ligeramente tensa.
4. Cara y postura moderadamente tensa (fácilmente visto en la mandíbula y músculos del cuello; parece que no puede encontrar una posición relajada cuando está sentado).
6. Marcadamente tenso. A menudo se sienta encorvado o agachado o en tensión o rígidamente recto al borde de la silla.

No existen puntos de corte, a mayor puntuación, mayor gravedad de la ansiedad.

Escala de Ansiedad Clínica *(Clinical Anxiety Scale, CAS)*

Ítems	Valoración
1. Tensión psíquica (deberá tenerse en cuenta la distinción entre tensión y tensión muscular, véase el siguiente ítem).	4. Sensación muy marcada y angustiosa de «tener los nervios de punta», de estar «excitado», «agitado» o «nervioso», que persiste con escasa variación durante las horas de vigilia. 3. Como lo descrito anteriormente, pero con fluctuaciones de gravedad a lo largo del día. 2. Vivencia clara de tensión que no causa desazón. 1. Ligera sensación de tensión que no causa desazón. 0. Ninguna sensación de estar tenso fuera del grado habitual de tensión experimentado ante el estrés, y que se considera normal en la población.

Continuación

Ítems	Valoración
2. Habilidad para relajarse (tensión muscular).	4. Experimenta grave tensión en la mayor parte de los músculos del cuerpo que puede ir acompañada de síntomas como dolor, rigidez, espasmos y pérdida de control sobre los movimientos. Esta tensión está presente la mayor parte del tiempo que se encuentra en vigilia y es incapaz de relajarse cuando lo desea. 3. Como lo descrito anteriormente, pero la tensión muscular puede afectar sólo a ciertos músculos y su gravedad puede fluctuar a lo largo del día. 2. Vivencia clara de tensión muscular en una parte concreta del cuerpo, suficiente para causar malestar, aunque no muy grave. 1. Tensión muscular ligera y recurrente, de la que el paciente es consciente pero que no le causa malestar. Los dolores ligeros de cabeza debidos a la tensión, o dolor en cualquier otro músculo, deberían ser puntuados aquí. 0. Tensión muscular no subjetiva o de tal grado que, cuando aparece, puede ser controlada con facilidad si se desea.
3. Respuesta estimular exagerada (hiperexcitabilidad).	4. Un ruido inesperado causa tal inquietud que el paciente se queja diciendo algo como «me has dado un susto de muerte». La inquietud experimentada es tanto psíquica como somática, así que además de la sensación de miedo, hay actividad muscular y síntomas vegetativos tales como sudor o palpitaciones. 3. Un ruido inesperado causa una gran inquietud psíquica o somática, pero no en ambas modalidades. 2. Un ruido inesperado causa una clara inquietud, pero no grave. 1. El paciente reconoce que está algo inquieto, pero no se siente molesto por ello. 0. El grado de sobresalto se considera totalmente normal en la población.
4. Preocupación (la evaluación deberá tener en cuenta el desajuste entre la preocupación y el estrés del momento).	4. El paciente experimenta preocupaciones casi continuas que conllevan pensamientos dolorosos que no puede suprimir de forma voluntaria y su inquietud es desproporcionada en relación al contenido de sus pensamientos. 3. Como lo descrito anteriormente, pero con fluctuaciones de intensidad a lo largo de las horas de vigilia y con posible cese de los pensamientos inquietantes durante una o dos horas, sobre todo si el paciente está distraído con alguna actividad que requiera su atención. 2. Pensamientos angustiosos, desproporcionados para la situación que vive el paciente, continúan inmiscuyéndose en su conciencia, pero es capaz de disiparlos o alejarlos. 1. El paciente admite que tiende a preocuparse algo más de lo necesario en cosas sin importancia, pero esto no le causa demasiada inquietud. 0. La tendencia a preocuparse se considera normal entre la población; por ejemplo, incluso una preocupación grave debida a una brusca crisis financiera o a una inesperada enfermedad en un familiar debería contabilizarse como 0 si se considera que está proporcionada con el grado de estrés.

Continuación

Ítems	Valoración
5. Aprensión.	4. Sensación de estar al borde de algún desastre que no se puede explicar. Esta experiencia no tiene por qué ser continua y puede ocurrir varias veces al día en forma de episodios breves. 3. Como lo descrito anteriormente, pero la experiencia no ocurre más de una vez al día. 2. Percepción de desastre sin motivo que no es grave, aunque causa clara inquietud. El paciente quizá no utilice términos como «desastre» o «catástrofe», pero puede expresar su experiencia con alguna frase como «me siento como si algo malo fuera a suceder». 1. Aprensión leve de la que el paciente es consciente pero que no le causa inquietud. 0. No hay sensación anticipatoria inmotivada de desastre.
6. Inquietud motora.	4. El paciente es incapaz de estarse quieto durante más de unos minutos y se dedica a caminar sin descanso o a otra actividad sin propósito. 3. Como lo descrito anteriormente, pero es capaz de estarse quieto más o menos durante una hora en cada ocasión. 2. Tiene la sensación de que «necesita estar moviéndose», lo que le causa un cierto desasosiego, pero no demasiado. 1. Pequeña sensación de desasosiego que no causa inquietud 0. Ausencia de inquietud.
7. Ataques de pánico.	4. Episodios, que se presentan varias veces a lo largo del día, de repentina sensación de terror sin motivo justificado. Se acompañan de síntomas vegetativos claros, sensación de desmayo inminente o pérdida de control sobre la razón y la integridad personal. 3. Como lo descrito anteriormente, pero los episodios no ocurren más de una vez al día. 2. Los episodios pueden aparecer sólo una o dos veces por semana. Suelen ser menos graves que los descritos anteriormente, pero todavía causan angustia. 1. Ligeros aumentos episódicos del nivel de ansiedad que sólo son desencadenados por sucesos o actividades específicas. Por ejemplo, la experiencia de un paciente que se recupera de agorafobia y que experimenta un aumento perceptible de la ansiedad al salir de casa debería puntuarse aquí. 0. No hay aumentos episódicos repentinos en el nivel de ansiedad.

0-4: sin ansiedad o remisión clínica; 5-10: ansiedad leve; 11-16: ansiedad moderada; 17-24: ansiedad grave.

Escala de Pánico y Agorafobia de Bandelow *(Panic and Agoraphobia Scale,* PAS)

Este cuestionario está diseñado para personas que sufren ataques de pánico y agorafobia. Puntúe la gravedad de sus síntomas durante la semana pasada. Los ataques de pánico se definen como descargas súbitas de ansiedad, acompañadas de algunos de los siguientes síntomas:

- Palpitaciones o taquicardia.
- Sudoración.
- Temblor o sacudidas.
- Boca seca.
- Dificultad para respirar.
- Sensación de shock.
- Dolor torácico o molestias.
- Náuseas o malestar abdominal.
- Sensación de vértigo, inestabilidad.
- Sensación de que los objetos son irreales (como en un sueño), o que uno mismo está distanciado o «no realmente aquí».
- Miedo a perder el control, volverse loco.
- Miedo a morir.
- Sofocos o escalofríos.
- Sensación de hormigueo.

A.1. ¿Con qué frecuencia tuvo ataques de pánico?
      0. Sin ataques de pánico la semana pasada.
      1. 1 ataque de pánico la semana pasada.
      2. 2 o 3 ataques de pánico la semana pasada.
      3. 4-6 ataques de pánico la semana pasada.
      4. Más de 6 ataques de pánico.

A.2. ¿Cómo de severos fueron los ataques de pánico en la semana pasada?
      0. Sin ataques de pánico la semana pasada.
      1. Los ataques fueron generalmente leves.
      2. Los ataques fueron generalmente moderados.
      3. Los ataques fueron generalmente graves.
      4. Los ataques fueron generalmente muy graves.

A.3. Normalmente, ¿cuánto duraron los ataques de pánico?
      0. Sin ataques de pánico la semana pasada.
      1. De 1 a 10 minutos.
      2. Entre 10 y 60 minutos.
      3. Entre 1 y 2 horas.
      4. Más de 2 horas.

B. La mayor parte de los ataques, ¿fueron esperados (sucedieron en situaciones temidas) o inesperados (espontáneos)?
      9. Sin ataques de pánico.

0. Principalmente inesperados.
1. Más inesperados que esperados.
2. Algunos inesperados y algunos esperados.
3. Más esperados que inesperados.
4. Más de 2 horas.

B.1. Durante la última semana, ¿evitó determinadas situaciones por miedo a tener un ataque de pánico o una sensación de incomodidad?

0. No evitación (o mis ataques no suceden en situaciones determinadas).
1. Evitación infrecuente de situaciones temidas.
2. Evitación ocasional de situaciones temidas.
3. Evitación frecuente de situaciones temidas.
4. Evitación muy frecuente de situaciones temidas.

B.2. Por favor, marque las situaciones que evita o en las cuales se producen ataques de pánico o una sensación de incomodidad:

– Aviones.
– Sitios altos.
– Autobuses, trenes.
– Cruzando puentes.
– Teatros, cines.
– Viajando lejos de casa.
– Haciendo cola.
– Quedarse en casa solo.
– Fiestas o reuniones sociales.
– Metro.
– Restaurantes.
– Barcos.
– Sitios cerrados (por ejemplo, túneles).
– Supermercados.
– Aulas, salones de conferencias.
– Auditorios, estadios.
– Conduciendo o yendo en coche (por ejemplo, en un atasco).
– Multitudes.
– Grandes habitaciones (vestíbulos).
– Museos.
– Caminando por la calle.
– Ascensores.
– Campos, grandes avenidas.
– Otras situaciones.

    0. Ninguna (o sin agorafobia).

    1. 1 situación.

    2. 2-3 situaciones.

    3. 4-8 situaciones.

    4. Ocurre en muchas situaciones distintas.

B.3. ¿Qué grado de importancia tenían las situaciones evitadas?

    0. No eran importantes (o sin agorafobia).

    1. No muy importantes.

    2. Moderadamente importantes.

    3. Muy importantes.

    4. Extremadamente importantes.

C.1. En la semana pasada, ¿tuvo temor a tener un ataque de pánico (ansiedad anticipatoria)?

    0. Sin ansiedad anticipatoria.

    1. Temor infrecuente a tener un ataque de pánico.

    2. A veces temor a tener un ataque de pánico.

    3. Temor frecuente a tener un ataque de pánico.

    4. Temor constante a tener un ataque de pánico.

C.2. ¿Qué intensidad tenía ese «temor de temor»?

    0. Nula.

    1. Leve.

    2. Moderada.

    3. Marcada.

    4. Extrema.

D.1. En la semana pasada, ¿sus ataques de pánico o agorafobia le causaron restricciones (deterioro) en sus relaciones familiares (con su pareja, los niños)?

    0. Sin deterioro.

    1. Deterioro leve.

    2. Deterioro moderado.

    3. Deterioro marcado.

    4. Deterioro extremo.

D.2. En la semana pasada, ¿sus ataques de pánico o agorafobia le causaron restricciones (deterioro) en su vida social y actividades de ocio (por ejemplo, no ha sido capaz de ir al cine o a una fiesta)?

    0. Sin deterioro.

    1. Deterioro leve.

2. Deterioro moderado.
3. Deterioro marcado.
4. Deterioro extremo.

D.3. En la semana pasada, ¿sus ataques de pánico o agorafobia le causaron restricciones (deterioro) en sus responsabilidades en el trabajo (o en las tareas del hogar)?
   0. Sin deterioro.
   1. Deterioro leve.
   2. Deterioro moderado.
   3. Deterioro marcado.
   4. Deterioro extremo.

E.1. En la última semana, ¿se preocupó por sufrir algún daño por sus síntomas de ansiedad (por ejemplo, tener un ataque de corazón, o desmayarse y herirse)?
   0. No es cierto.
   1. Escasamente cierto.
   2. Parcialmente cierto.
   3. Principalmente cierto.
   4. Totalmente cierto.

E.2. ¿Algunas veces pensó que su médico estaba equivocado cuando le decía que sus síntomas del tipo golpes de corazón, respiración entrecortada, vértigo, etc., tenían una causa psicológica? ¿Creía que, en realidad, detrás de esos síntomas existía una causa somática (física, corporal) que todavía no había sido descubierta?
   0. No es cierto (más bien enfermedad psíquica).
   1. Escasamente cierto.
   2. Parcialmente cierto.
   3. Principalmente cierto.
   4. Totalmente cierto (más bien enfermedad orgánica).

La puntuación total es la suma de todos los ítems y que puede oscilar entre 0 y 42. A mayor puntuación, mayor gravedad. Se agrupan en cinco escalas:

A. Ataques de pánico.
B. Agorafobia, conductas de evitación.
C. Ansiedad intercrisis.
D. Discapacidad.
E. Preocupaciones por la salud.

Escala de Ansiedad Social de Liebowitz *(Liebowitz Social Anxiety Scale, LSAS)*

Miedo, ansiedad, evitación	Miedo	Ansiedad, evitación
	0. Nada de miedo o ansiedad. 1. Un poco de miedo o ansiedad. 2. Bastante miedo o ansiedad. 3. Mucho miedo o ansiedad.	0. Nunca lo evito (0 %). 1. En ocasiones lo evito (1-33 %). 2. Frecuentemente lo evito (33-67 %). 3. Habitualmente lo evito (67-100 %).
1. Llamar por teléfono en presencia de otras personas.		
2. Participar en grupos pequeños.		
3. Comer en lugares públicos.		
4. Beber con otras personas en lugares públicos.		
5. Hablar con personas que tienen autoridad.		
6. Actuar, hacer una representación o dar una charla ante un público.		
7. Ir a una fiesta.		
8. Trabajar mientras le están observando.		
9. Escribir mientras le están observando.		
10. Llamar por teléfono a alguien a quien usted no conoce demasiado.		
11. Hablar con personas que usted no conoce demasiado.		
12. Conocer a gente nueva.		
13. Orinar en servicios públicos.		
14. Entrar en una sala cuando el resto de la gente ya está sentada.		
15. Ser el centro de atención.		
16. Intervenir en una reunión.		
17. Hacer un examen, test o prueba.		
18. Expresar desacuerdo o desaprobación a personas que usted no conoce demasiado.		
19. Mirar a los ojos a alguien que usted no conoce demasiado.		
20. Exponer un informe a un grupo.		
21. Seducir a alguien.		
22. Devolver una compra a una tienda.		
23. Dar una fiesta.		
24. Resistir a la presión de un vendedor muy insistente.		

≤ 51: ansiedad social leve; 52-81: ansiedad social moderada; ≥ 82: ansiedad social grave.

Escala de Detección del Trastorno de Ansiedad Generalizada de Carroll y Davidson

Instrucciones: estas cuestiones son para preguntarle sobre cosas que puede haber sentido la mayoría de los días en los últimos 6 meses.

Detección del Trastorno de Ansiedad Generalizada	Sí	No
1. La mayoría de los días me siento nervioso.		
2. La mayoría de los días me preocupo por muchas cosas.		
3. La mayoría de los días no puedo parar de preocuparme.		
4. La mayoría de los días me resulta difícil controlar mis preocupaciones.		
5. Me siento inquieto, intranquilo, o con los nervios de punta.		
6. Me siento cansado fácilmente.		
7. Tengo problemas para concentrarme.		
8. Me enfado o irrito fácilmente.		
9. Mis músculos están tensos y agarrotados.		
10. Tengo problemas de sueño.		
11. Las cosas que ha señalado anteriormente, ¿afectaron a su vida diaria (en el hogar, en el trabajo o en su tiempo libre) o le causaron mucho malestar?		
12. Las cosas que ha señalado anteriormente, ¿fueron suficientemente molestas como para que pensara en buscar ayuda para ellas?		

No existen puntos de corte. Presencia/ausencia de criterios del DSM-IV para el TAG.

Cuestionario de *Screening* de Ansiedad *(Anxiety Screening Questionnaire, ASQ-15)*

Screening de Ansiedad ASQ-15	Sí	No
1. ¿Cuál es la razón principal de estar aquí (marcar todas si son apropiadas)?		
Quejas de dolor.		
Problemas psicológicos y emocionales.		
Quejas físicas/enfermedad (especifique).		
Otras razones (especifique).		
2. Durante las últimas semanas, ¿ha padecido un sentimiento de tristeza, depresión o pérdida de energía durante la mayor parte del tiempo?		
3. En las dos últimas semanas, ¿ha experimentado ataques de ansiedad, cuando de repente tenía miedo, estaba nervioso o bastante intranquilo?		
4. Durante las últimas semanas, ¿ha experimentado fuertes temores irracionales, en situaciones sociales tal como hablando con otros, haciendo cosas delante de otros, o siendo el centro de atención?		

Continuación

Screening de Ansiedad ASQ-15	Sí	No
5. Durante las dos últimas semanas, ¿ha sentido fuertes temores irracionales de usar el transporte público, estar en una tienda, haciendo cola o estar en sitios públicos?		
6. En los dos últimos meses, ¿ha experimentado algún acontecimiento inusual o situación terrible o inquietante y ha padecido de las secuelas de tal acontecimiento?		
7. Durante las últimas cuatro semanas, ¿se ha sentido preocupado, tenso o ansioso la mayor parte del tiempo?		
Si los ítems 2 a 7 fueron negativos, ¡finalice!		
8. ¿Estuvo ansioso o preocupado por hechos de su vida diaria, tal como tareas de casa, el trabajo, la familia, el compañero, los niños?		
9. ¿Estuvo preocupándose de su salud física o enfermedad somática?		
10. ¿Estuvo preocupado por otros sucesos?		
11. ¿Se preocupó mucho más de lo que otra gente haría en su situación?		
12. ¿Encuentra difícil parar de preocuparse, aunque lo ha intentado fuertemente?		
13. Cuando estuvo preocupado o ansioso, ¿sintió frecuentemente...		
... intranquilidad, temor o «los pelos de punta»		
... cansancio o agotamiento		
... dificultad para concentrarse		
... nervios o irritabilidad		
... tensión o molestias por dolores musculares		
... dificultad para mantener el sueño o quedarse dormido		
... palpitaciones o taquicardias		
... temblores o sacudidas		
... excesiva sudoración		
... dificultad para respirar		
... inquietud, debido a su preocupación		
14. ¿El sentimiento de preocupación, o la ansiedad, interfirió con las actividades cotidianas del trabajo, el hogar o en sus relaciones con otros?		
15. ¿Cuándo empezó este período de preocupación? ¿Fue hace semanas?		
¿Meses?		
¿Años?		

No existen puntos de corte: detección de TAG y otros síndromes de ansiedad.

Inventario de Evaluación del TAG (GADI)

Por favor, asegúrese de responder a todas las preguntas, poniendo una marca (X) en la casilla que mejor describa cómo se ha sentido en las últimas dos semanas.

No se detenga demasiado tiempo en cada pregunta, ya que no hay respuestas correctas ni incorrectas.

Por favor, marque sólo una casilla por cada pregunta.

(0)	(1)	(2)	(3)	(4)
En absoluto	Un poco	Algo	Mucho	Extremadamente

	(0)	(1)	(2)	(3)	(4)
1. Estoy ansioso la mayoría de los días.					
2. Me canso fácilmente.					
3. Me preocupo por los acontecimientos cotidianos.					
4. Encuentro dificultad para relajarme.					
5. Me siento «al límite».					
6. Me despierto por la noche.					
7. Experimento sofocos o escalofríos.					
8. Tengo malestar por mi ansiedad.					
9. Tengo la boca seca.					
10. Temo perder el control, desmayarme o volverme loco.					
11. Estoy molesto por la inquietud.					
12. Sufro mareos.					
13. Estoy molesto por tener temblores y sacudidas.					
14. Tengo dificultad para dormirme.					
15. Sufro por la tensión o dolor de los músculos.					
16. Estoy molesto porque respiro con dificultad.					
17. Me asusto fácilmente.					
18. Tengo dificultad para concentrarme.					
19. Tengo dificultad para controlar mi ansiedad.					
20. Estoy molesto por hormigueos o insensibilidad en las manos.					
21. Me preocupo excesivamente.					
22. Estoy irritable.					

No existen puntos de corte. A mayor puntuación mayor gravedad.

Capítulo 4

Tratamiento de la ansiedad con ISRS

ENRIC ÁLVAREZ

1 Introducción

La intervención de los sistemas activadores (noradrenalina, adrenalina y glucocorticoides) tiene un papel decisivo tanto en la consolidación del condicionamiento del miedo como en su mantenimiento. Asimismo, la sintomatología que presentan los pacientes con un trastorno de ansiedad (TA) está mediatizada por éstos. No es de extrañar que la mayoría de los abordajes terapéuticos tengan como objetivo la reducción de la actividad de estas vías activadoras, principalmente las situadas predominantemente en el sistema nervioso central: el sistema noradrenérgico.

El sistema serotoninérgico tiene sus cuerpos celulares en los núcleos del rafe y desde allí se proyecta de forma abundante por todo el cerebro. Además de sus funciones propias, es un sistema neuromodulador. Los distintos subtipos de receptor controlan la liberación de otros neurotransmisores clásicos, entre ellos el noradrenérgico, constituyendo uno de los más importantes sistemas adaptativos del cerebro en contacto con el entorno. El incremento de la actividad serotoninérgica mejorará el control o neuromodulación que este sistema ejerce sobre la liberación de catecolaminas.

Aunque la mayoría de antidepresivos son agonistas de la serotonina (5HT) a través de bloquear su transportador (TSER) nos ceñiremos exclusivamente a los antidepresivos que selectivamente bloquean el transporte de 5HT (o adicionalmente también de noradrenalina conocidos como duales) sin actividad postsináptica, es decir, fármacos selectivos (ISR). La indicación de antidepresivos de primera generación (tricíclicos e IMAOs) debe restringirse a situaciones muy concretas dado el pésimo balance eficacia/tolerabilidad que ofrecen en relación a los inhibidores selectivos de la recaptación (ISR) de serotonina o duales. Efectivamente, aunque estos medicamentos conservan algunas indicaciones, siempre constituirán una segunda opción en casos de refractariedad. Su perfil de efectos adversos aconseja que se indiquen únicamente en medios especializados.

2 Cómo actúan los fármacos serotoninérgicos en la ansiedad: el modelo de estrés crónico leve (ECL)

Se trata de un modelo animal para inducir anhedonia. Se considera habitualmente como un modelo de depresión. Los fármacos testados que pueden revertir los resultados de aplicar un programa de ECL suelen tener actividad antidepresiva. Sin embargo, su descripción ayudará al lector a entender en qué punto actúan los inhibidores selectivos de la recaptación de serotonina en el círculo vicioso del aumento de actividad NA, mantenimiento de la memoria de condicionamiento del miedo y producción de síntomas ansiosos.

Los animales de experimentación son evaluados de forma basal en relación al consumo de agua con sacarosa y número de «contactos sociales». Posteriormente se les administra un programa de **estrés crónico leve** (ECL), induciéndoles pequeñas molestias de forma aleatoria y continuada. Se les inclina la jaula, se humedece el piso, se enciende una luz potente cuando intentan dormir, etc. De alguna manera, simularía los elementos estresantes de «la vida cotidiana» cuya intensidad no depende únicamente de su naturaleza sino de la propia capacidad del individuo para tolerarlos. La consecuencia es que se registra un drástico descenso en las conductas de alimentación y contactos sociales. El consumo de agua con sacarosa se reduce a la mitad y lo mismo ocurre en relación a los contactos con los demás animales. En este momento se ha inducido experimentalmente un estado de **anhedonia**.

Sin embargo, si una parte de estos sujetos son tratados previamente con imipramina, muestran una atenuación considerable de estos efectos, acercándose a los parámetros basales a las dos o tres semanas de iniciada la administración de este antidepresivo tricíclico. Si se administra escitalopram, el más selectivo, rápido y potente agonista de la 5HT, las conductas anhedónicas prácticamente no aparecen o lo hacen tímidamente y sólo durante la primera semana.

Estos resultados implican que un serotoninérgico potente aumenta la tolerancia al estrés y reduce drásticamente sus consecuencias (Sánchez & Papp, 2000; Papp y cols., 2002; Sánchez y cols., 2003). Los resultados de uno de estos experimentos pueden observarse en la figura 1.

Los ISRS actúan disminuyendo la percepción de la supuesta amenaza reduciendo tanto las conductas de evitación como los síntomas vegetativos que acompañan a la ansiedad.

Esta hipótesis, además de bien fundamentada en la serie de experimentos sobre el modelo de anhedonia, posee un valor adicional: procurar al clínico un modelo médico, etiopatogénico, sobre el tratamiento de los distintos trastornos de ansiedad (TA).

De esta forma, los ISR reducen la percepción de los pequeños elementos estresantes (léase amenazas) de la vida cotidiana en los pacientes con trastorno de ansiedad generalizada (TAG), reducen la percepción del estrés en los pacientes con ansiedad social (AS) al entrar en contacto con personas desconocidas o de ascendencia contrastada, reducen y modulan la liberación de NA a nivel del locus ceruleus en el trastorno de pánico (TP) y reducen, asimismo, la liberación general de neurotransmisores activadores en el trastorno de estrés postraumático (TEPT). Aunque no hay información al respecto, es posible que un tratamiento precoz del TEPT con serotoninérgicos reduzca la consolidación de la memoria de condicionamiento del miedo en esta entidad nosológica al igual que lo hacen los β-bloqueantes. Por otra parte, el trastorno obsesivo compulsivo (TOC) es

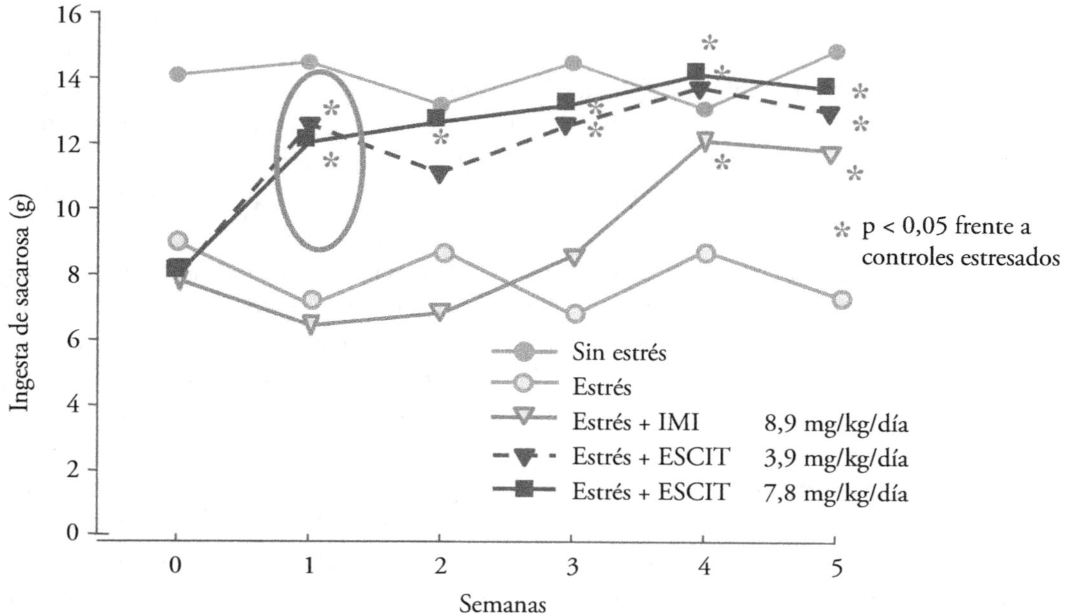

Figura 1. Modelo de estrés crónico leve: efectos de los antidepresivos sobre las consecuencias de la aplicación de estímulos estresantes leves pero continuos. Adaptado de Montgomery et al., Pharmacol & Toxicol, 2001; 88: 282-86; Sánchez & Papp, 2000; Papp & Sánchez, 2001.

probablemente una enfermedad de otra estirpe clasificada entre los TA por influencias de las escuelas de orientación psicodinámica en el proceso consensuado de clasificar las enfermedades mentales. Sin embargo, se conoce la hiperactividad de determinados circuitos neuronales que podrían ser modulados igualmente por los fármacos agonistas de la 5HT. La utilidad de los ISR en el TOC también se puede explicar a través de la simple reducción de la percepción del malestar causado por las rumiaciones y las parasitaciones ideativas. Con todo, la eficacia de los ISR en el TOC dista de ser tan clara como en el resto de TA, ya que se trata de una patología grave y con una alta posibilidad de cronificación y refractariedad.

Finalmente, cabe resaltar que ningún fármaco antidepresivo sin actividad serotoninérgica ha demostrado eficacia en cualquiera de las patologías de este grupo, lo cual permite desligar su efecto antidepresivo de su beneficio sobre los trastornos de ansiedad.

3   Los inhibidores selectivos de la recaptación de aminas (ISR): aspectos conceptuales

La introducción en el mercado de los primeros ISR constituyó una revolución en el empleo de fármacos agonistas de los sistemas de neurotransmisión clásicos.

Los fármacos antidepresivos de primera generación que eran potentes serotoninérgicos se emplearon en el tratamiento de la ansiedad, tanto tricíclicos (clomipramina, imipramina y amitriptilina) como inhibidores de la mono-amino-oxidasa (Pohl y cols., 1982; Grunhaus y cols., 1984; Versiani y cols., 1988). Su uso se basó en conocimientos heurísticos y algunos ensayos clínicos con muestras más bien pequeñas, pero significó, en su momento, el primer tratamiento realmente eficaz en patologías de ansiedad como la enfermedad de pánico (trastorno por angustia).

La aparición de una nueva generación de fármacos en un momento en que las exigencias para la aprobación de nuevos medicamentos eran más escrupulosas, implicó la realización de ensayos clínicos rigurosos y en muestras amplias. El conocimiento científico sobre la eficacia de los agonistas 5HT de nueva generación en el tratamiento de los trastornos de ansiedad está ampliamente documentado, tanto frente a placebo como en estudios comparativos entre ellos.

En primer lugar, efectuaremos una breve descripción de las características farmacológicas de los ISR. Posteriormente, revisaremos las pruebas científicas sobre la eficacia de estos medicamentos en los trastornos de ansiedad. Todo ello será suficiente para justificar el uso exclusivo en atención primaria de esta generación de fármacos prescindiendo de los tricíclicos e IMAOs.

3.1 *Farmacología de los ISR*

La principal característica de los fármacos selectivos es que su actividad farmacodinámica se ciñe exclusivamente al bloqueo del transportador de 5HT (TSER) y/o NA (TNA) sin poseer ninguna actividad sobre los receptores postsinápticos de los sistemas clásicos de neurotransmisión. Los tricíclicos en cambio, poseen el mismo mecanismo de acción pero, además, son potentes antagonistas colinérgicos, noradrenérgicos e histaminérgicos a nivel postsináptico. La consecuencia de esta actividad sólo se traduce en efectos adversos y no en una diferencia en la eficacia clínica. En la tabla 1 se muestran las consecuencias clínicas del bloqueo de receptores postsinápticos y de los transportadores de aminas. Los ISR sólo presentan los efectos adversos derivados de su propia y única actividad sináptica, el bloqueo del transportador.

Otro aspecto importante para la elección de los fármacos idóneos para el tratamiento de la ansiedad lo constituye el perfil farmacocinético. En la tabla 2 se muestran las características farmacocinéticas de todos los ISR. A continuación comentaremos sucintamente los aspectos más destacables a tener en cuenta por parte del clínico prescriptor:

— El único de los ISR que se absorbe mal en presencia de alimentos es la sertralina. Esto no constituye un gran inconveniente. Ingiriendo este fármaco un poco antes de las comidas se evita el problema.

Estructura sináptica bloqueada	Consecuencias: efectos secundarios	Fármacos que lo presentan
Bloqueo de receptores postsinápticos		
Colinérgicos (m_1)	Visión borrosa, sequedad de boca, estreñimiento, taquicardia, **disfunción cognitiva**	**Todos los antidepresivos tricíclicos especialmente AMI. De los ISR solo PRX**
Histaminérgicos (H_1)	Sedación, potenciación otros fármacos sedantes, **aumento de apetito y peso**	**Todos los antidepresivos tricíclicos. Antagonistas α_2**
Adrenérgicos (α_1, β)	Alargamiento QT, interacción antihipertensivos, vértigo, **ortostatismo** importante	**Todos los antidepresivos tricíclicos**
Dopaminérgicos	**Síntomas extrapiramidales** (SEP), aumento de prolactina, disfunción sexual, anhedonia	**Todos los antidepresivos tricíclicos moderadamente y a dosis altas**
Bloqueo de los transportadores		
DAT	**Activación** psicomotora, síntomas psicóticos (potencialmente)	**Bupropión, amineptino. De los ISR débilmente SERT**
NAT	Sequedad de boca, estreñimiento, visión borrosa **aumenta el efecto aminérgico en hipertensos**, interacción con el efecto antihipertensivo	**Todos los tricíclicos. Selectivos: RBX, en menor grado VLFX y DULX**
SERT	**Náuseas, diarreas, aumento prolactina,** síndrome de irritación serotoninérgica **(muy raro si no se combina con otras sustancias con la misma acción)**	**Todos los tricíclicos no desmetilados: amitriptilina, imipramina y clomipramina. Todos los ISRS**

Tabla 1. Acción farmacodinámica de los antidepresivos y consecuencias clínicas que producen en forma de efectos secundarios. ISR: inhibidor selectivo de la recaptación; DAT: transportador de dopamina (dopamine transporter); *NAT: transportador de nor-adrenalina* (noradrenaline transporter); *SERT: transportador de serotonina* (serotonine transporter); *AMI: amitriptilina; PRX: paroxetina; RBX: reboxetina; VLFX: enlafaxina; DULX: duloxetina.*

– La unión a proteínas plasmáticas transportadoras es muy alta en varios de ellos. Teóricamente pueden desplazar a otros fármacos de dichas proteínas, aumentar su fracción libre y por tanto su actividad farmacológica. Sin embargo, la mayoría de las interacciones medicamentosas se producen a través de interferencias en la metabolización. La venlafaxina es el ISR con menor unión a proteínas plasmáticas.

– En cuanto a la vida media destacan dos ISR que se sitúan a ambos extremos. Por una parte la fluoxetina con una semivida de dos días y siete más para su principal metabolito, la norfluoxetina (muy activo). Ello implica más tiempo para alcanzar niveles plasmáticos estables y mayor demora en la desaparición de su efecto al suspenderla (hasta cinco semanas después de su retirada). Sin embargo, puede ser una ventaja en tratamientos crónicos y es el único ISR que por esta razón no puede presentar efecto de retirada o discontinuación al suspenderlo. En el otro extremo del rango de semivida, la venlafaxina presenta un valor de algo más de cuatro horas que escasamente cubre las 24 horas con niveles plasmáticos estables. Su presentación de liberación retardada corrige este problema.

– La causa de la mayoría de las interacciones farmacológicas se producen por inhibición o inducción de la actividad metabólica hepática, es decir, de una o más isoformas contenidas en el citocromo P450. En la tabla 2 pueden observarse los fármacos que poseen esta característica. Destacan sin duda la fluvoxamina, la paroxetina y la

Fármaco	Absorción	Unión a proteínas	Vida media en horas	Eliminación	Cinética lineal	Afectación vía metabólica	Metabolitos activos
Fluvoxamina	Buena	77 %	17-20	Renal	Sí	2C9/19, 3A4	No
Fluoxetina	Buena	95 %	2 días, 9 el metabolito	Renal	No	2D6, 3A4	Sí
Paroxetina	Buena	95 %	20	Renal y hepática	No	2D6	No
Sertralina	Lenta, mala con alimentos	99 %	25	Renal y hepática	Sí	2C9, 3A4 escasa repercusión clínica	Poco activo
Venlafaxina	Buena	27 %	4,9	Renal	?	Irrelevante	Sí
Citalopram	Buena	80 %	35	Hepática y renal	Sí	Irrelevante	Sí
Escitalopram	Buena	80 %	30	Hepática (más) y renal	Sí	Irrelevante	Sí
Reboxetina	Buena	Variable	13	Renal	Sí	Irrelevante	No
Duloxetina	Buena	90 %	12,7	Renal	Sí	Irrelevante	No

Tabla 2. Características farmacocinéticas de los inhibidores selectivos de la recaptación de aminas (ISR).

fluoxetina, potentes inhibidores de las isoformas 2D6 y/o 3A4. Los medicamentos que se metabolizan por esta vía lo harán con menor eficiencia aumentando por tanto sus niveles plasmáticos y el riesgo de efectos adversos significativos.

Respecto al balance, el bloqueo del transportador de 5HT (TSER) y el de NA (TNA), los ISRS no tienen ninguna actividad sobre el TNA. El más selectivo y potente es sin duda el escitalopram, que produce una inhibición «tónica» y sostenida del transportador, lo que implica mayor rapidez y potencia (Montgomery y cols., 2001; Chen y cols., 2005; El Mansari y cols., 2005) que el resto de ISRS.

Los denominados «fármacos duales», la venlafaxina y la duloxetina, poseen también capacidad para bloquear el TNA. La venlafaxina de forma muy discreta y sólo a partir de 150 mg al día y la duloxetina de forma más contundente (Bymaster y cols., 2001). Este efecto dual potente les confiere un perfil especialmente eficaz en el tratamiento del dolor y es de especial interés en la comorbilidad de los trastornos de ansiedad con la fibromialgia (Sultan y cols., 2008; Sheehan y cols., 2008; Rusell y cols., 2008).

3.2 *Pruebas científicas de su eficacia y seguridad*

La mayoría de estos fármacos han sido estudiados en los trastornos de ansiedad clásicos como el TAG, la llamada enfermedad del pánico (trastorno por angustia), el TOC o la ansiedad social. Los ensayos clínicos comentados en este apartado utilizan como comparativo el placebo y con frecuencia otro ISR o un tricíclico de forma adicional. El uso de otro fármaco activo reduce el riesgo de estudiar en realidad la ineficacia del nuevo fármaco en relación al placebo en caso de que el resultado sea negativo (no superioridad del nuevo fármaco frente a placebo).

Los estudios de comparación entre un nuevo fármaco y los existentes también emplean como «estándar oro» la paroxetina o más recientemente la venlafaxina. No sólo es debido a que es uno de los ISR más antiguos sino que es el más comparado, saliendo airoso, con los antidepresivos de primera generación: los tricíclicos.

Por otra parte no debe extrañar que en algunos ensayos clínicos la respuesta a placebo sea inesperadamente alta. Éste es un fenómeno que se repite en todos los ensayos con psicofármacos y que se ha producido paralelamente al incremento del rigor metodológico exigido por las autoridades reguladoras. Aunque parezca un contrasentido, la exclusión sistemática de pacientes con riesgo de auto o heteroagresión, mujeres en edad fértil, mayores de 60 años, pacientes con comorbilidad, pacientes poco colaboradores y el uso casi sistemático del placebo, seleccionan pacientes muy poco graves que bordean otros diagnósticos como el trastorno adaptativo o las personalidades «peculiares». Este tipo de pacientes tienen más posibilidades de evolucionar bien de forma espontánea.

Fármaco	Diseño	Dosis (mg/día)	Resultados	Destaca	Autores
Escitalopram					
	Vs. placebo, dosis flexible	10-20	ESC > palc., (p < 0,001)	Abandono por e. i. no dif. Con placebo	**Davidson y cols., 2004**
	Vs. paroxetina dosis flexible	ESC = 10-20 PRX = 20-50	ESC = PRX	Abandono por e. i. < en ESC (66 % PRX, 22 % ESC, p < 0,02)	**Bielski y cols., 2005**
	Vs. placebo, prevención de recaídas, 76 semanas	20	ESC > PLC Recaídas: 19 % ESC vs. 56 % PLC, p < 0,001	Abandono por e. i. sin dif. 7 % ESC vs. 8 % PLC	**Allgulander y cols., 2005**
	Vs. venlafaxina vs. placebo	ESC = 10-20 VFX = 75-225	ESC = VFX > PLC	Abandono por e. i < en ESC = PLC (13 % VFX vs. 7 % ESC, 5 % PLC)	**Bose y cols., 2007**
Duloxetina					
	Vs. placebo	60-120	DLX > PLC (p = 0,02)	Abandono por e. i. > en DLX (p = 0,002)	**Rynn y cols., 2008**
	Vs. placebo, prevención de recaídas	60-120	DLX > PLC (p < 0,001)	–	**Davidson y cols., 2008**
Venlafaxina					
	Vs. PLC, dosis flexible, corto plazo y prevención de recaídas	75-225	VFX > PLC (p < 0,001)	Diseño a seis meses	**Gelenberg y cols., 2000**
	Vs. PLC, dosis flexible (doblar a los 15 días)	75-150	VFX > PLC (p < 0,01)	Efectuado en atención primaria (no excluye comorbilidad con TDM)*	**Lenox-Smith y cols., 2003**
	Vs. PLC, 8 semanas, dosis fexible (doblar a los 15 días)	75-150	VFX > PLC (p < 0,001)	No abandonos en ningún grupo	**Nimatoudis y cols., 2004**

Continuación

Fármaco	Diseño	Dosis (mg/día)	Resultados	Destaca	Autores
Paroxetina					
	Vs. PLC, 8 semanas Dosis flexible	20-50	PRX > PLC (p < 0,001)	–	**Pollack y cols., 2001**
Sertralina					
	Vs. placebo Dosis flexible	50-200	SER > PLC (p = 0,032)	Dif. Vs. PLC sólo en disminución del impulso sexual	**Brawman-Mintzer y cols., 2006**

*Tabla 3. Ensayos clínicos controlados, doble ciego con ISR en trastorno de ansiedad generalizada (TAG). Resultados según la variable principal, mayoritariamente se usó la HAMA (escala de Hamilton para ansiedad). ESC = escitalopram, DLX = duloxetina, VFX = venlafaxina, PRX = paroxetina, SER = sertralina, PLC = placebo, dif. = diferencias, e. i. = efectos indeseables. *TDM = trastorno depresivo mayor.*

Con todo, la calidad teórica de estos ensayos es elevada y si no se efectúan extrapolaciones sobre su efectividad o eficiencia, su utilidad es innegable. La mayoría de ellos son mostrados en las tablas 3, 4, 5 y 6, para mayor comodidad de consulta y son referenciados en la bibliografía.

Como comprobará el lector en estas tablas, la mayoría de fármacos han sido estudiados a corto y largo plazo. Ésta es una evidencia más de la «modernidad conceptual» en la investigación sobre la utilidad de los ISR en el tratamiento de los trastornos de ansiedad.

La tabla 3, muestra los estudios realizados con ISR en el tratamiento del **trastorno de ansiedad generalizada** (TAG). La mayoría se ha diseñado con dosis flexibles, lo cual es un acierto ya que acerca un poco más los resultados a la realidad clínica. Es de destacar en primer lugar, que el escitalopram, uno de los últimos fármacos estudiados en ansiedad, se ha comparado con los dos referentes: paroxetina y venlafaxina. En ambos muestra la misma eficacia pero con una mejor tolerabilidad reflejada en la proporción de abandonos por efectos adversos.

Por otra parte, escitalopram, venlafaxina y duloxetina, poseen ensayos de prevención de recaídas que demuestran su eficacia en el tratamiento a largo plazo.

Los estudios realizados con ISR en el **trastorno de ansiedad social** (TAS) son expuestos en la tabla 4. El trabajo de Van Vliet y colaboradores (1994), hecho con fluvoxamina, fue el primero que relacionó la actividad 5HT en el cerebro y la ansiedad social. A partir de éste, se han efectuado ensayos de casi todos los ISR en esta patología mayoritariamente positivos para el fármaco estudiado, con la excepción destacada, por inesperada en opinión del autor, de la fluoxetina (Kobak y cols., 2002).

Como instrumento para evaluar los cambios en la severidad de síntomas de ansiedad social, se incluye en la mayoría de estudios la escala de Liebowitz para ansiedad social

Fármaco	Diseño	Dosis (mg/día)	Resultados	Destaca	Autores
Escitalopram					
	Vs. placebo vs. PRX, 12 semanas, tres ramas de ESC	ESC = 5, 10, 20 PRX = 20	ESC > PLC (tres ramas, dosis dependiente) ESC 20 > PRX 20 (p < 0,01) ESC 20 > PLC (p < 0,001) PRX > PLC	Abandonos por efectos adversos 5-12 % LSAS	**Lader y cols., 2004**
	Vs. placebo, 24 semanas en pacientes que responden a ESC	ESC = 10 a 20	ESC > PLC p > 0,001	Pacientes que responden tratamiento abierto, son aleatorizados a ESC o PLC. Estudio de prevención recaidas	**Montgomery y cols., 2005**
Venlafaxina					
	Vs. PLC vs. PRX 12 semanas Dosis flexible	VFX = 75-225 PRX = 20-50	12 semanas VFX = PRX VFX, PRX > PLC (p < 0,001)	LSAS	**Liebowitz y cols., 2005**
	Vs. PLC vs. PRX 12 semanas Dosis flexible	VFX = 75-225 PRX = 20-50	VFX = PRX VFX, PRX > PLC (p < 0,05)	LSAS	**Allgulander y cols., 2004**
Paroxetina					
	Vs. PLC 12 semanas Dosis flexible	20-50	CGI (muy mejorados): PRX 55 % > PLC 23 % LSAS reducción 39 % OR (PRX) = 3,88	LSAS Variable principal CGI	**Stein y cols., 1998**
	Vs. PLC 12 semanas Dosis flexible	20-50	PRX > PLC (p = 0.001)	LSAS CGI	**Baldwin y cols., 1999**
	Vs. PLC prevención de recaídas, despues de 12 semanas Estabilización en abierto	20-50	PRX > PLC (p < 0,001) Recaídas: 14 % PRX, 39 % PLC	% recaidas variable principal LSAS	**Stein y cols., 2002**
Sertralina					
	Vs. PLC, diseño doble ciego cruzado, 10 semanas con SER y 10 con PLC	5-200	SER > PLC	LSAS	**Katzelnick y cols., 1995**

Continuación

Fármaco	Diseño	Dosis (mg/día)	Resultados	Destaca	Autores
	Vs. PLC, dosis flexible, 20 semanas	5-200	CGI, muy mejorado: SER (53 %) > PLC (29 %)	Abandonos por e. i.: SER = PLC (76 %, 78 %)	**Van Ameringen y cols., 2001**
	Vs. PLC, dosis flexible, 12 semanas	50-200	SER > PLC (p = 0,001)	LSAS Abandonos: 7,6 % SER vs. 2,9 % PLC	**Liebowitz y cols., 2003**
Fluvoxamina					
	Vs. PLC, muestra pequeña	150	CGI, muy mejorado: FLV>PLC (46% vs. 7%)	1º estudio de ISR en TAS	**Van Vliet y cols., 1994**
	Vs. PLC, 12 semanas Dosis flexible	202 (dosis media)	CGI, muy mejorado: FLV > PLC (43 % vs. 23 %)	–	**Stein y cols., 1999**
Fluoxetina					
	Vs. PLC, dosis flexible	20-60	FLX=PLC	LSAS	**Kobak y cols., 2002**

Tabla 4. Ensayos clínicos controlados, doble ciego con ISR en trastorno de ansiedad social (TAS).
LSAS = escala de Libowitz de ansiedad social. ESC = escitalopram, VFX = venlafaxina, PRX = paroxetina,
SER = sertralina, FLV = fluvoxamina, FLX = fluoxetina, PLC = placebo, dif. = diferencias, e. i. = efectos
indeseables, CGI = impresión clínica global.

(LSAS). Esta herramienta permite diferenciar los temores y síntomas relacionados con el contacto social de la ansiedad generalizada y de otras conductas evitativas. Actualmente resulta imprescindible en el estudio de esta patología.

Es de destacar el trabajo de Pallanti & Quercioli (2006), no incluido en la tabla 4 por no poseer un diseño doble ciego y controlado. Se efectuó con 29 pacientes que sufrían TAS muy grave con refractariedad al tratamiento previo con paroxetina. Después de 12 semanas, se evaluaron los 24 pacientes que completaron el estudio mostrando una reducción en la LSAS de un 35 %, lo cual puede considerarse una respuesta clínica suficiente.

Por otra parte, los estudios realizados con venlafaxina (en esta y las demás patologías ansiosas) se efectuaron con su formulación galénica de liberación retardada que garantiza niveles plasmáticos estables. De hecho, es recomendable indicar únicamente esta formulación cuando se prescriba venlafaxina.

La mayoría de los estudios en TAS se efectuaron también con dosis flexibles. Algún ensayo como el de Lader y cols. (2004) se diseñó, alternativamente, con tres ramas distintas de dosis con la intención adicional de buscar la posible dosis idónea (mejor relación eficacia/tolerabilidad).

Fármaco	Diseño	Dosis (mg/día)	Resultados	Destaca	Autores
Escitalopram					
	Vs. placebo, vs. CIT, hasta 80 años, dosis flexible	ESC = 5-20 CIT = 10-40	ESC > CIT (p < 0,05) ESC > PLC (p < 0,01) Sin crisis (p = 0,051)	Pacientes hasta 80 años Escala P&A abandonos por e. i.: ESC = PLC (6,3 %, 7,6 %)	**Stahl y cols., 2003**
Venlafaxina					
	Vs. PLC vs. PRX, dos ramas dosis VFX, 12 semanas	VFX = 75-150 PRX = 40	VFX = PRX VFX, PRX > PLC (57-61 % vs. 35 %)	Variable principal: % sin síntomas. Instrumento: PAAS	**Pollack y cols., 2007**
Paroxetina					
	Vs. PLC, 12 semanas, 3 ramas de dosis	20, 40, 60	PRX > PLC	Todos los pacientes recibían además TCC Var. principal: reducción crisis de pánico	**Oehrberg y cols., 1995**
	Vs. PLC vs. CLM 12 semanas	PRX = 40 CLM = 150	PRX = CLM PRX, CLM > PCB	Efectos adversos: CLM > PRX	**Lecrubier y cols., 1997**
	Vs. PLC vs. CLM, Continuación largo plazo del anterior: 36 semanas	PRX = 40 CLM = 150	PRX = CLM PRX, CLM > PCB	Abandonos por e. i.: CLM > PRX, PLC (19 % > 7 %, 9 %)	**Lecrubier y cols., 1997**
	Vs. PLC, 10 semanas, 3 ramas de dosis	10, 20, 40	PRX 40 mg > PLC	Var. principal: % sin síntomas	**Ballenger y cols., 1998**
Sertralina					
	Vs PLC, dosis flexible, titulada desde 10 mg, 10 semanas	50-200	SER > PLC	Var. principal: reducción crisis de pánico: 88 % vs. 53 % Abandonos por e. i.: 9 %	**Pohl y cols., 1998**
	Vs. PLC, 10 semanas Dosis flexible	50-200	SER > PLC (p < 0,01)	Var. principal: reducción crisis de pánico. e. i.: SER = PLC	**Pollack y cols., 1998**

Continuación

Fármaco	Diseño	Dosis (mg/día)	Resultados	Destaca	Autores
	Vs. PLC, tres ramas de dosis. 12 semanas	50, 100 o 200	SER > PLC (p < 0,01) 50 mg igual eficacia que 100 y 200	Var. principal: reducción crisis, e. i.: SER = PLC	**Londborg y cols., 1998**
	Vs. PRX, dosis flexible, 12 semanas Estudio de no infer.	SER = 50-150 PRX = 40-60	SER = PRX	Escala P&A Tolerancia: SER > PRX	**Bandelow y cols., 2004**
Fluvoxamina					
	Vs. IMI vs. PLC, dosis flexibles, 8 semanas	Dosis medias: FLV = 171 IMI = 167	IMI > FLV FLV > PLC	Var. principal: reducción crisis. e. i.: FLV = IMI < PLC	**Nair y cols., 1996**
	Vs. PLC, dosis flexible, 6 semanas	Hasta 300 Media: 160	FLV = PLC	Var. principal: red. crisis NP: mejor resp. altos	**Sandmann y cols., 1998**
Fluoxetina					
	Vs. PLC dos ramas de dosis	10 o 20	FLX > PLC (p = 0,02)	Var. principal: red. crisis	**Michelson y cols., 1998**
	Vs. PLC, largo plazo 24 semanas	10 o 20	FLX > PLC (n. s.)	Var. principal: red. crisis, Cont. del anterior	**Michelson y cols., 1999**

Tabla 5. Ensayos clínicos controlados, doble ciego con ISR en trastorno de angustia (pánico). P&A = escala de pánico y agorafobia, PAAS = escala de pánico y ansiedad anticipatoria, TCC = terapia cognitivo conductual. ESC = escitalopram, VFX = venlafaxina, PRX = paroxetina, SER = sertralina, FLV = fluvoxamina, IMI = imipramina, PLC = placebo, dif. = diferencias, e. i. = efectos indeseables, CGI = impresión clínica global. NP = niveles plasmáticos, red. = reducción. Var.: variable. Cont. = continuación.

La tabla 5, muestra los estudios sobre el **trastorno por angustia**, nomenclatura que entre los psiquiatras es menos popular que su traducción directa del inglés: **enfermedad de pánico.** La demoledora eficacia de los ISR en este apartado queda patente en el estudio de Stahl y colaboradores (2003), en el que de forma marginalmente significativa los pacientes que recibieron escitalopram mostraron una remisión completa, sin ninguna crisis de pánico.

Aunque en la tabla se hace referencia básicamente a la variable principal que suelen ser las crisis, la mejoría se estudia también en todos los ensayos en relación a los demás componentes de este trastorno: ansiedad anticipatoria y conductas evitativas o agorafóbicas (Michelson y cols., 1998).

Fármaco	Diseño	Dosis (mg/día)	Resultados	Destaca	Autores
Escitalopram					
	Vs. PLC, PRX Dos ramas dosis 24 semanas	ESC = 10 o 20 PRX = 40	ESC 20 > PRX ESC 10, PRX > PLC	Y-BOCS Abandonos PRX > PLC, ESC	**Stein y cols., 2007**
	Vs. PLC, prevención recaídas, 24 semanas	10 o 20	ESC > PLC (p < 0,001)	Y-BOCS	**Fineberg y cols., 2007**
Venlafaxina					
	Vs. PRX, 12 semanas, dosis flexible	VFX hasta 300 PRX hasta 60	VFX = PRX	Y-BOCS e. i.: VFX = PRX	**Denys y cols., 2003**
Paroxetina					
	Vs. CLM, PLC dosis flexible, 12 semanas	Abierta según necesidad del paciente	PRX = CLM PRX, CLM > PLC	Y-BOCS	**Zohar & Judge, 1996**
Sertralina					
	Vs. PLC, dosis tres ramas, 12 semanas	50, 100 o 200	50 y 200 > PLC (p < 0,05)	Y-BOCS e. i.: SER dosis dep.	**Greist y cols., 1995**
	Vs. PLC, dosis flexible, 12 semanas	50-200	SER > PLC (p < 0,05)	Y-BOCS	**Kronig y cols., 1999**
Fluvoxamina					
	Vs. PLC, dosis flexible, 12 semanas	100-300	FLV>PLC (p < 0,01)	Y-BOCS FLV (retard)	**Hollander y cols., 2003**
Fluoxetina					
	Vs. PLC, FNZ 10 semanas	FLX = 80 FNZ = 60	FLX > FNZ > PLC	Y-BOCS Desaconseja FNZ	**Jenike y cols., 1997**
	Vs. PLC, prevención de recaídas, tres ramas de dosis, 52 semanas	20, 40 o 60 Estabilizados con esta dosis y aleatorizados	FLX 60 > PLc FLX20, 40 = PLC	Sólo 60 mg protegen de recaer	**Romano y cols., 2001**

Tabla 6. Ensayos clínicos controlados, doble ciego con ISR en trastorno obsesivo compulsivo (TOC). Y-BOCS = escala Yale para el trastorno obsesivo compulsivo. ESC = escitalopram, VFX = venlafaxina, PRX = paroxetina, SER = sertralina, FLV = fluvoxamina, FLX = fluoxetina, PLC = placebo, FNZ = fenelzina, dif. = diferencias, e. i. = efectos indeseables, CLM = domipramina.

Cabe destacar, únicamente, en el apartado negativo, el estudio de Nair y colaboradores efectuado con fluvoxamina. Este fármaco, aunque mejor que placebo, resultó inferior al comparador activo: la imipramina. De hecho es el único ensayo que muestra superioridad de un tricíclico sobre un ISR. Posteriormente, Asnic y colaboradores (2001) obtuvieron resultados positivos desde la primera semana con fluvoxamina frente a placebo, en el tratamiento de pacientes con crisis de pánico.

También merece la pena comentar la evidencia de que los pacientes que respondieron al tratamiento con fluoxetina mantienen la respuesta terapéutica alcanzada al pasar a la formulación galénica semanal. Aparte de comodidad, el uso de esta versión de la fluoxetina implica mejorar el cumplimiento terapéutico.

El **trastorno obsesivo compulsivo (TOC)** es una enfermedad grave que probablemente requeriría un tratamiento individualizado. Sin embargo, el tratamiento medicamentoso también se basa en la indicación de fármacos serotoninérgicos. Es más, en el caso del TOC no existen alternativas posibles. En efecto, las benzodiacepinas son del todo ineficaces y algunos antipsicóticos como la clozapina pueden empeorar el cuadro clínico.

En la tabla 6 se muestran los principales ensayos clínicos efectuados con ISR en pacientes que sufren un TOC. Todos ellos emplean como variable principal la escala más específica para medir cambios de severidad psicopatológica en esta enfermedad: la escala de obsesión-compulsión de Yale-Brown (Y-BOCS).

Destaca en primer lugar el estudio con paroxetina de Zohar & Judge (1996), que demostró una eficacia superponible a la del tratamiento de referencia hasta entonces: la clomipramina, con un perfil de efectos adversos muy favorable a la paroxetina. Posteriormente, este mismo resultado fue confirmado para la fluvoxamina (Mundo y cols., 2000). Este dato reviste una importancia notable ya que el tratamiento del TOC implica en muchas ocasiones emplear dosis altas de fármaco y la tolerabilidad del mismo juega un papel capital.

Junto a este casi entierro de la clomipramina, cabe destacar asimismo el de la fenelzina. Un IMAO ampliamente utilizado en el tratamiento del TOC con un componente de ansiedad especialmente elevado que se demostró menos eficaz que la fluoxetina a dosis altas, concretamente 80 mg/día de fluoxetina frente a 60 de fenelzina (Jenike y cols., 1997). Una vez más, las posibilidades de aumentar las dosis de un fármaco selectivo frente a la imposibilidad de hacerlo con tricíclicos e IMAOs permite mejorar a pacientes especialmente graves en patologías tan comprometidas como el TOC.

Por otra parte, merece la pena comentar dos estudios abiertos que aportan datos de sumo interés. En primer lugar, una investigación de extensión de tratamiento después de un doble ciego de un año de duración, permitió verificar la buena tolerabilidad (parámetros analíticos y electrocardiograma) así como el mantenimiento de la respuesta terapéutica con sertralina (Rasmussen y cols., 1997). Otro estudio, en este caso efectuado con escitalopram, evidencia una respuesta terapéutica significativa empleando dosis de 50 mg/día en pacientes refractarios a las dosis convencionales de 20 mg/día (Rabinowitz y cols., 2008).

4   Uso clínico de los ISR en el tratamiento de la ansiedad

Aunque, esencialmente, se trata de los mismos fármacos que el clínico utiliza en el tratamiento de la depresión, existen suficientes matizaciones como para incluir este apartado sobre el empleo de los ISR en los trastornos de ansiedad. Es frecuente que el proceso terapéutico de la patología ansiosa sea a largo plazo o, incluso, indefinido. Esto es especialmente cierto en el TOC y en el TAS y frecuente en la enfermedad de pánico. Ello implica que se tomen muy en cuenta las consideraciones que efectuaremos a continuación:

- En primer lugar, hay que considerar que los ISR pueden producir al principio del tratamiento un **incremento de ansiedad**, intranquilidad motora e insomnio. Particularmente los fármacos duales y que por tanto poseen una cierta actividad noradrenérgica (venlafaxina y duloxetina). Es básico que el paciente conozca esta particularidad. De lo contrario, la falta de cumplimiento terapéutico está asegurada y es posible la pérdida de confianza en su médico.
- Para evitar en lo posible la aparición de efectos secundarios, entre ellos el mencionado en el anterior apartado, es conveniente **titular la dosis**. Debe recomendarse al paciente que empiece por una cantidad equivalente a la tercera o cuarta parte de la cantidad que vayamos a instaurar. Si en un par de días no aparecen efectos adversos como diarreas y dolor abdominal o intranquilidad e insomnio, se le indicara que aumente la dosis diaria en la misma proporción. Así en una semana o poco mas estará tomando la dosis completa. La aparición de nauseas de baja intensidad suele desaparecer en dos o tres semanas y no contraindica el tratamiento ni debe enlentecer el incremento de dosis.
- Aunque los **efectos adversos** mencionados son comunes a este grupo de fármacos existen algunas diferencias entre ellos que merecen ser comentadas con objeto de adaptarlos al máximo a cada perfil de paciente (consultar tabla 1).

  La paroxetina es, probablemente, el menos selectivo de los ISR. Posee una actividad anticolinérgica cercana a la de la imipramina (Chew y cols., 2008). Esto implica riesgo de producir disfunción cognitiva especialmente en pacientes de edad avanzada. Asimismo, suele producir un aumento de peso poco común entre los ISR. Recientemente se han comunicado casos de malformaciones fetales comparando la paroxetina con los demás ISR en mujeres que lo tomaron durante el embarazo (Cole y cols., 2007).

  Aunque todos estos fármacos producen una reducción del impulso sexual dosis dependiente, la mayoría también dificulta la erección, al interferir en la liberación de óxido nítrico en el endotelio de las arteriolas de los cuerpos cavernosos del pene. El escitalopram es el único en el que se ha demostrado la ausencia de este efecto adverso (Cuevas y cols., 2004). Con todo, la disfunción sexual es con diferencia la causa más importante de abandono del tratamiento con ISR (Lydiart y cols., 2001).

Los ISR, en general, mejoran el rendimiento del sueño. En ocasiones pueden causar una somnolencia ligera debida a su acción moduladora sobre la liberación de catecolaminas. En estos casos es recomendable administrar el fármaco en uni-dosis nocturna. El ISR que menos presenta este efecto adverso es la sertralina, probablemente debido a su actividad sigma dopaminérgica postsináptica (Berge-ron y cols., 1995), seguido de la fluoxetina y los dos ISR duales, venlafaxina y duloxetina.

— Aunque existen unas **dosis** teóricas recomendadas en la ficha técnica de cada fármaco, la realidad clínica demuestra que éstas son mucho más variables que en el tratamiento de la depresión. Algunos pacientes responden muy rápido y a dosis bajas, por lo que la titulación de las mismas al alargar el período de instauración nos permitirá fijar la dosis más adecuada para cada paciente. El tiempo de respuesta también es mucho más variable que en el tratamiento antidepresivo. Aunque el inicio de la mejoría puede ser muy rápido se ha evidenciado que la posibilidad de la remisión completa, concretamente en el tratamiento del pánico, aumenta progresivamente hasta el año completo de tomar el fármaco (Ballenger, 2004).

— En caso de **resistencia** a un primer abordaje terapéutico con ISR, es recomendable aumentar las dosis hasta la aparición de algún efecto adverso nuevo atribuible al efecto 5HT (ver tabla 1). En caso de tratarse de un paciente con ansiedad social resistente a un primer intento con un ISR puede intentarse el cambio a escitalopram hasta 40 mg/día si el paciente lo tolera bien. En el estudio de Pallanti y colaboradores (2006) se consiguieron resultados más que aceptables en una muestra de pacientes resistentes a la paroxetina, y en el de Rabinowitz y colaboradores (2008) se evidencian buenos resultados con 50 mg/día de escitalopram en pacientes resistentes a 20 mg/día del propio fármaco.

A partir de este estadío terapéutico es conveniente remitir al paciente al especialista para seguir las estrategias de potenciación adecuadas, o efectuar el diagnóstico diferencial en medio hospitalario si el caso lo requiere.

— La supresión brusca o la disminución de la dosis habitual de un ISR puede dar lugar a un **síndrome de discontinuación**. Aparece con mayor frecuencia de la que se piensa y su no diagnóstico puede implicar una nada desdeñable cantidad de pruebas diagnósticas buscando una patología que no existe (ver revisión de Rosenbaum & Zajecka, 1997). No se trata de un síndrome de abstinencia ya que no genera conductas de búsqueda, ni existe ningún fenómeno de tolerancia farmacológica (necesidad de incrementar la dosis para mantener el efecto terapéutico).

Es más frecuente con paroxetina que con otros ISR, concretamente 10 veces más que durante un tratamiento con sertralina o fluvoxamina y 100 veces más que en pacientes que toman fluoxetina. La dosis de paroxetina en el 75 % de los pacientes que presentan un síndrome de discontinuación no es necesariamente muy alta (20 mg/día) en el momento de la supresión (Price *et al.*, 1996).

Criterio	Descripción
A	Discontinuación o reducción de la dosis de ISRS después de tomarlo al menos un mes.
B	Dos o más de los siguientes síntomas desarrollados entre uno y siete días después del criterio A: – Mareo, embotamiento, vértigo, sensación de agobio. – Parestesias o sensación de corriente eléctrica. – Ansiedad. – Diarrea. – Fatiga. – Inestabilidad en la marcha. – Cefalea. – Insomnio. – Irritabilidad. – Náusea y/o vómitos. – Temblor. – Trastornos visuales.
C	Los síntomas del criterio B causan malestar clínicamente significativo o empeoramiento de una función social, laboral o áreas relevantes.
D	Los síntomas no son debidos a otra enfermedad intercurrente o a un empeoramiento del trastorno psiquiátrico por el que fueron indicados los antidepresivos.

Tabla 7. Propuesta de criterios diagnósticos para el síndrome de discontinuación con ISR. Karen Black y cols., J Psychiatry Neurosci, 2000.

La sintomatología del síndrome de discontinuación incluye: mareo o vértigo, nauseas, apatía, sensación de «trancazo», sudoración excesiva, ansiedad/activación, disforia, trastornos del rendimiento del sueño y dolor de cabeza. Menos frecuentemente: alteraciones sensoriales, dolor abdominal y anorexia (Warner y cols., 2006). En algunos casos se puede confundir con sintomatología depresiva. Con los tricíclicos también se presenta aunque más grave, ya que se acompaña de la discontinuación de sus efectos postsinápticos, especialmente el llamado «rebote colinérgico», debido al incremento de la población de receptores muscarínicos largamente bloqueados con el fármaco tricíclico (Thompson, 1998). En un estudio retrospectivo, Coupland y colaboradores (1996) compararon el síndrome de discontinuación de la clomipramina con los ISR existentes en aquel momento en el mercado. El fármaco tricíclico produjo síndromes de discontinuación significativamente más severos que fluvoxamina, sertralina, paroxetina y fluoxetina. Es de destacar que en este trabajo no se detectaron síntomas de discontinuación con fluoxetina.

Se inicia habitualmente durante los tres primeros días después de reducir la dosis o suspender el tratamiento y suele evolucionar favorablemente en dos o tres semanas. Sin embargo, en algunos casos la sintomatología dificulta o imposibilita la retirada del fármaco.

Existe una interesante propuesta de criterios diagnósticos mostrada en la tabla 4 que puede facilitar al lector la resolución de casos dudosos (Black y cols., 2000).

Entre las causas más comunes de reducción o supresión no pautada de un ISR están: la «farmacofobia cultural» o pacientes con una clara ortorexia relacionada con su preferencia por «sustancias naturales», el embarazo que induce a la paciente a suspender cualquier medicamento, pacientes tratados fuera de indicación y, finalmente, el paso a compuestos genéricos (Warner y cols., 2006). A pesar de la amplia difusión de estos fármacos, su biodisponibilidad puede variar legalmente en un 20 % del producto original, lo cual implica que en un cambio de fármaco un paciente puede recibir una dosis significativamente inferior a la prescrita. Finalmente, los olvidos de fin de semana constituyen la supresión brusca no voluntaria más frecuente.

En cuanto al tratamiento del síndrome de discontinuación, cabe destacar que con frecuencia evoluciona favorablemente. Sin embargo, dado lo desagradable que puede resultar para el paciente es recomendable disminuir lentamente los ISR y no suprimirlos nunca con brusquedad, y si es necesario reintroducir el fármaco a la dosis mínima que neutralice los síntomas de retirada. En pacientes que sea imposible evitarlo y la intención del médico sea suprimir el ISR, la solución más pragmática es cambiar el fármaco en curso a fluoxetina, durante unas cinco semanas y posteriormente suprimirla. La larga vida media de este compuesto, hasta nueve días tomando en cuenta la actividad de su principal metabolito, imposibilita prácticamente la aparición de un síndrome de discontinuación.

5   Conclusiones

Los fármacos selectivos de la recaptación de aminas actúan a través del mismo mecanismo que los tricíclicos: bloqueando el transportador de aminas y dificultando la recaptación. Los ISR, a diferencia de los tricíclicos o antidepresivos clásicos, no poseen ninguna actividad postsináptica a excepción de la paroxetina. Ello implica que no presentaran ningún efecto adverso de tipo antihistamínico, antiadrenérgico o anticolinérgico y su perfil de efectos secundarios aconseja emplearlos de forma exclusiva en detrimento de los citados medicamentos clásicos.

El modelo animal de inducción de anhedonia ofrece una base razonable para plantear un tratamiento de los trastornos de ansiedad con fármacos serotoninérgicos según el modelo médico. Tal y como demuestran los experimentos descritos en este capítulo, un agonista de la 5HT potente como el escitalopram es capaz de neutralizar las consecuencias de un programa de estrés leve continuado en animales de experimentación.

Para el empleo correcto de los ISR es necesario conocer las diferencias existentes entre ellos según su perfil farmacocinético y aprovechar las fortalezas de cada uno evitando en lo posible sus debilidades. Debe tomarse en cuenta escrupulosamente la evidencia científica en relación a su eficacia para el tratamiento de las principales entidades nosológicas incluidas en los trastornos de ansiedad.

Finalmente, el correcto uso clínico de este grupo de medicamentos debe ajustarse al perfil de este tipo de paciente y tener en consideración factores como su peor tolerancia a algunos efectos de los ISR y de forma especial al denominado síndrome de discontinuación. Podríamos decir, coloquialmente, que en los pacientes ansiosos debemos emplear este grupo de fármacos con mas «delicadeza» y de forma más personalizada que en los enfermos depresivos.

Capítulo 5

Benzodiacepinas en el tratamiento de la ansiedad

MIQUEL ROCA

1 Introducción

Las benzodiacepinas constituyen uno de los grupos de fármacos más utilizados en el tratamiento de las diferentes patologías de la ansiedad, desde que en 1960 se comercializó la primera benzodiacepina, el clordiacepóxido, sintetizado cuatro años antes. Su rapidez de acción y balance de efectos adversos, entre otros, pueden considerarse como factores determinantes de su rápida expansión.

Estos fármacos vinieron a reemplazar a los barbitúricos y al meprobamato, que producían una gran dependencia y tolerancia y se implicaron en gran número de conductas suicidas. Las benzodiacepinas, mucho menos tóxicas que los barbitúricos, no están exentas de algunos problemas similares e incluso tienen cierto potencial de ser usadas en forma adictiva. No obstante, según opinión clínica generalizada, son útiles en tratamientos cortos y bien controlados, producen un efecto ansiolítico rápido y efectivo y por regla general no requieren una administración regular para su efecto terapéutico. La prescripción prolongada de estos fármacos puede reducir su efecto terapéutico y aumentar sus efectos deletéreos; en el tratamiento de un trastorno crónico o de larga duración crónica se deben considerar tratamientos alternativos.

Las benzodiacepinas son ansiolíticos y sedantes altamente eficaces; también poseen propiedades como relajantes musculares y anticomiciales (Lamontagne, 1983; Greenblatt, 1983; Rickels, 1986). Las de alta potencia, como el alprazolam y el clonacepam, han recibido más atención (Tesar, 1990), si bien también se ha confirmado la eficacia de otros fármacos del grupo en el control de la ansiedad (Charney, 1989). A dosis equivalentes, todas las benzodiacepinas poseen efectos similares. La selección de una de ellas, en el ámbito clínico diario, suele realizarse según su vida media, rapidez de inicio de acción, metabolismo y potencia.

2 Aspectos farmacocinéticos y farmacodinámicos

Tras la administración oral todas las benzodiacepinas se absorben con facilidad, alcanzando la máxima concentración en las primeras cuatro o seis horas. Su biodisponibilidad es casi completa. En cambio, la absorción por vía intramuscular y rectal es mucho más errática, determinando niveles plasmáticos menores a los de la vía oral. La vía intravenosa precisa una perfusión lenta, a ritmo inferior a 10 mg/min. de diacepam o fármaco equivalente. Esta vía en general se reserva para los casos de urgencia, estimando el riesgo de depresión respiratoria.

Las benzodiacepinas atraviesan rápidamente la barrera hematoencefálica y tienden a almacenarse en el tejido cerebral y en el tejido graso. Traspasan la placenta, alcanzando los compuestos primarios y sus metabolitos activos niveles análogos a los plasmáticos a las pocas horas de la ingesta. Otra consecuencia de su alta liposolubilidad es su paso a la leche materna.

Las benzodiacepinas sufren un proceso de biotransformación que genera metabolitos con actividad biológica y vida media plasmática habitualmente superior a la de los compuestos iniciales. La biotransformación incluye, entre otros, la oxidación, desmetilación e hidroxilación, dando lugar a productos que en último lugar se conjugan con el ácido glucurónico para su inactivación y excreción. Aquellas benzodiacepinas que se metabolizan por conjugación (loracepam y oxacepam) pueden estar especialmente indicadas en el paciente hepatópata o anciano. Las benzodiacepinas se excretan principalmente por vía urinaria; entre un 60 y un 80 % se elimina en forma de metabolitos inactivos oxidados o conjugados. Cuando se pautan benzodiacepinas a intervalos regulares, alcanzan niveles sanguíneos constantes en cinco vidas medias. De igual forma, cuando se retiran, una vez alcanzado el equilibrio estacionario, se requieren cinco vidas medias para que se elimine más del 90 % del fármaco (Stahl, 2000).

Son cuatro las acciones clínicas básicas de estos fármacos: efecto ansiolítico, anticonvulsivo, miorrelajante y sedante hipnótico. Por lo que respecta a su mecanismo de acción, la acción principal de la benzodiacepina está relacionada con el ácido gamma-aminobutírico (GABA), principal neurotransmisor inhibidor del sistema nervioso central.

Las benzodiacepinas se acoplan a receptores específicos asociados con los puntos de unión del GABA y con los canales de cloro. La unión de las benzodiacepinas amplifica la afinidad de los receptores GABA por el GABA y, por lo tanto, aumenta el flujo de iones cloruro hacia la neurona; ésta se carga negativamente con respecto al medio, siendo más difícil alcanzar el umbral de excitación (Stahl, 2000.)

Se sabe que hay dos subtipos de receptores de las benzodiacepinas en el sistema nervioso central (también llamados receptores W): receptor BZ1 (W1) y BZ2 (W2). Los receptores BZ1 posiblemente están más implicados con las funciones del sueño y los receptores W2 con la cognición, la memoria y el control motor.

3   Acciones clínicas

Las benzodiacepinas son uno de los fármacos de alta utilización en el tratamiento del trastorno de ansiedad generalizada y otros cuadros clínicos ansiosos. Parece recomendable prescribir benzodiacepinas durante un período de tiempo limitado, aplicando paralelamente los enfoques terapéuticos psicosociales y, eventualmente, otro tipo de alternativas psicofarmacológicas, como se recoge en el capítulo 4 de este libro.

Las benzodiacepinas pueden utilizarse de manera muy clara en las fases agudas del trastorno por angustia, las crisis del mismo, en la ansiedad generalizada, así como en trastornos fóbicos, trastornos obsesivo compulsivos, trastornos por estrés postraumático, insomnio, ansiedad asociada a enfermedades orgánicas o al uso de ciertos medicamentos; en la abstinencia de sustancias (alcohol u otras drogas), ansiedad asociada a trastornos depresivos o trastornos de adaptación; como estabilizador en trastornos bipolares (clonacepam); en la acatisia secundaria a neurolépticos, la agitación psicótica, convulsiones, tensión muscular, sedación previa a la cirugía o como coadyuvantes de anestesia.

En cuanto a la dosificación (ver columna de dosis ambulatorias en la tabla 1) y dada la farmacocinética de estos compuestos, hay que aceptar que tanto el margen terapéutico como las variaciones interpersonales son considerables. La individualización es necesaria cuando se pretende una dosis ansiolítica mínima. Las benzodiacepinas de alta potencia tienen un equivalente de dosis aproximado de menos de 1 (ver columna de dosis equivalente en la tabla); las de potencia media de 1-10; y las de baja potencia de más de 10. Los compuestos de vida media larga (tiempo de vida media de eliminación de más de 24 horas) pueden administrarse en régimen de monodosis nocturna (ver tabla). Las benzodiacepinas de vida media intermedia (5-24 horas) y las de vida media corta (< 5 horas), deben administrarse en 2-4 tomas diarias. Las benzodiacepinas de vida media larga ocasionan menor «síndrome de retirada», en caso de que aparezca este problema, que las de vida media corta o intermedia, requieren dosis menos frecuentes, sufren menores variaciones plasmáticas y su retirada es más fácil; pero tienen la desventaja de su acumulación, mayor influencia en la actividad psicomotora y sedación diurna. Las benzodiacepinas de vida media corta o intermedia, sin embargo, no se acumulan ni originan tanta sedación diurna, pero necesitan dosis más repetidas e inducen un eventual «síndrome de retirada» con más frecuencia e intensidad.

Muchos trastornos psiquiátricos y enfermedades somáticas cursan con alteraciones del ritmo de sueño, que mejoran con la resolución de la patología de base. Sin embargo, existen múltiples ocasiones en las que un hipnótico puede ser muy útil, siendo las benzodiacepinas uno de los tratamientos más utilizados, tanto para la inducción como para el mantenimiento del sueño (Pollack *et al.*, 2001).

En general, todas las benzodiacepinas muestran cierto efecto sedante, pero atendiendo a sus propiedades farmacocinéticas algunas están preferentemente comercializadas como hipnóticos. Las benzodiacepinas tienen un efecto inductor del sueño dependiendo de la dosis, determinando un aumento del tiempo total de sueño y un retraso en la aparición y en la duración de la fase REM, disminuyendo también el tiempo de las fases III y IV del sueño.

En el síndrome de abstinencia enólica es preciso sustituir el alcohol por otra sustancia fisiológicamente equivalente (que presente dependencia cruzada con el alcohol), y

Alprazolam	0,5	12-15	Intermedia	1,5	Intermedia	0,75-3	2-10	Trastorno de pánico
Bentacepam	12,5	2,2-4,5	Corta	1-2	Intermedia	25-100	100-150	
Bromacepam	2	10-20	Intermedia	1-3	Lenta	3-12	12-24	
Brotizolam	0,5	3,6-8	Intermedia	1	Rápida	0,125-0,25	0,25-0,5	Hipnótico
Clobazam	10	9-30	Intermedia	2	Intermedia	10-30	30-60	
Clonacepam	0,5	20-40	Larga	3	Intermedia	1-4	4-8	Anticonvulsivante
Cloracepato	7,5	30-100	Larga	1,3	Rápida	5-45	45-150	Deprivación alcohólica (IV,IM)
Clordiacepóxido	10	15-40	Larga	2,2	Intermedia	5-45	45-100	Deprivación alcohólica
Clotiacepam	5	4-6	Corta	1	Rápida	5-10	20-40	
Diacepam	5	20-100	Larga	1	Rápida	5-20	20-50	Anticonvulsivante Miorrelajante, deprivación alcohólica(IV,IM)
Flunitracepam	1	9-30	Intermedia	1	Rápida	1-2	3-4	Hipnótico
Fluracepam	15	100	Larga	1	Rápida	15-30	45-60	Hipnótico
Halacepam	20	15-100	Larga	1-3	Intermedia	40-120	120-160	
Ketazolam	10	15-50	–	2-10	Intermedia	15-45	45-90	
Loprazolam	1	4-15	Intermedia	1	Rápida	1-2	2	Hipnótico
Loracepam	1	9-22	Intermedia	1,5	Intermedia	1-7,5	7,5-20	
Lormetacepam	1	9-15	Intermedia	1	Rápida	0,5-2	2-3	Hipnótico
Midazolam	7,5	1-5	Corta	0,7	Rápida	7,5-15	7,5-15	Hipnótico
Nitracepam	5	15-40	Intermedia	1,7	Rápida	2,5-10	10-20	Hipnótico
Oxacepam	15	5-20	Intermedia	2,4	Lenta	10-45	45-60	
Pinacepam	5	15-20	Intermedia	–	–	5-15	15-30	
Quacepam	15	40-55	Larga	1,5	Rápida	7,5-15	15-30	Hipnótico
Triazolam	0,2	3-5	Corta	1	Rápida	0,125-0,25	0,25-1	Hipnótico

Tabla 1. Benzodiacepinas. Características farmacológicas y uso clínico.

proceder después a la retirada gradual del fármaco; el clordiacepóxido, cloracepato y diacepam son los más empleados, dada su semejanza en cuanto al efecto farmacológico central y por su acción anticonvulsiva. Su uso, sin embargo, debe circunscribirse al tratamiento a corto plazo del alcoholismo. Las benzodiacepinas son uno de los tratamientos farmacológicos de elección en la abstinencia alcohólica aguda. El tratamiento con benzodiacepinas puede administrarse en pacientes ambulatorios con un cuadro de abstinencia leve a moderado, o a dosis más altas en pacientes ingresados con formas más graves de deprivación (véase la tabla 1).

Otras indicaciones clásicas de las benzodiacepinas son los trastornos en los que se requiere miorrelajación, algunas formas de epilepsia (clonacepam) o la acatisia inducida por fármacos antipsicóticos. Se ha referido que la interrupción brusca de las benzodiacepinas puede seguirse de un período de insomnio, irritabilidad, ansiedad generalizada, cefaleas, síntomas gastrointestinales, etc. La distinción entre síndrome de abstinencia a benzodiacepinas y retorno de los síntomas del trastorno de ansiedad de base a veces es motivo de confusión. En general, ambos cuadros difieren en la forma de presentación. La supresión de las benzodiacepinas debe realizarse de modo lento y progresivo para evitar sintomatología ansiosa de rebote o cuadros de abstinencia. La aparición de un síndrome de abstinencia grave se advierte sólo en quienes reciben altas dosis durante períodos prolongados (Schweizer, 1998). El alprazolam se asocia con eventuales síntomas de abstinencia más graves. Debe prestarse una atención especial a los casos de politoxicomanía asociada, con la ingesta de dosis superiores a las recomendadas. La adicción a las benzodiacepinas es relativamente rara y está asociada frecuentemente a historial de abuso de otras drogas o de alcohol (Lejoyeux *et al.*, 1998).

El riesgo de muerte por sobredosis de benzodiacepinas es bajo, salvo que se asocien al consumo de otros fármacos depresores del SNC o alcohol (Lader, 1999). Los síntomas de sobredosis consisten en somnolencia, estupor, relajación muscular y depresión de la función respiratoria. El flumacenil, que es antagonista de los receptores de benzodiacepinas, se emplea en el tratamiento de la sobredosis de benzodiacepinas.

4   Efectos secundarios (tolerancia y dependencia)

En general las benzodiacepinas son fármacos seguros, efectivos y bien tolerados. Sólo un pequeño porcentaje de pacientes, inferior al 10 %, presenta efectos adversos que obliguen a su retirada. El más frecuente y común es la sedación, que se manifiesta como cansancio y adormecimiento. Algunos trabajos las asocian a falta de concentración y amnesia anterógrada. Estos efectos son reversibles una vez se suspende o se disminuye la dosis administrada. La sedación inducida por benzodiacepinas puede considerarse tanto una acción terapéutica como un efecto secundario.

Las benzodiacepinas inyectadas en forma endovenosa pueden producir amnesia anterógrada, efecto que se utiliza en anestesia. Pero también pueden ocasionalmente producir esta alteración de la memoria administradas de forma oral, especialmente el triazolam; en este caso, la amnesia constituye un efecto secundario de riesgo y de alteración del proceso del aprendizaje (Bustos *et al.*, 2006; Tyrer, 1983).

La depresión respiratoria es inferior a la producida por el resto de fármacos sedantes aunque, cuando se administran conjuntamente con antihistamínicos, barbitúricos, alcohol u otros depresores centrales, la acción sobre el centro respiratorio puede ser notoria. Los efectos adversos graves de tipo hepático, renal, hematológico y alérgico son raros.

Algunos pacientes manifiestan un aumento paradójico de la hostilidad e incluso de la agresividad al tomar benzodiacepinas. Los efectos varían desde la locuacidad y la excitación hasta los actos agresivos y antisociales. El ajuste (al alza o a la baja) de la dosis suele atenuar los impulsos. Otros efectos paradójicos son el incremento en la ansiedad y los trastornos de la percepción. El aumento de la hostilidad y de la agresividad tras la ingesta de barbitúricos y alcohol suele indicar una intoxicación. Los hipnóticos y los ansiolíticos pueden alterar la capacidad de juicio y prolongar el tiempo de reacción, por lo que influyen en la capacidad para conducir vehículos u operar con maquinaria; además, potencian los efectos del alcohol (Thomas, 1998).

Un problema relevante con las benzodiacepinas es la automedicación. El médico de familia o el psiquiatra debe ser quien oriente el tratamiento y debe informar de las características del uso adecuado de estos fármacos. Los pacientes con ansiedad generalizada suelen precisar ansiolíticos durante largo tiempo. De no prescribirlos, se corre un riesgo alto de dependencia de otros tóxicos, especialmente del alcohol. Los antidepresivos se emplean a menudo en estos pacientes, entre otros motivos, para evitar el desarrollo de dependencia a la benzodiacepina.

La tolerancia se ha definido como una disminución de los efectos farmacológicos durante el uso continuado del medicamento, que obligaría a un aumento progresivo de la dosis para lograr la misma acción clínica. Los datos de algunos estudios, muy concluyentes en este sentido, no se ven confirmados en la clínica diaria de la mayoría de médicos de familia o psiquiatras. En último extremo algunos datos indican que el efecto sedante disminuye, conservándose sin embargo el efecto ansiolítico.

El abuso implica un uso no terapéutico de las benzodiacepinas en la búsqueda de euforia, placer o intoxicación deliberada y frecuentemente se asocia al abuso de otras sustancias (alcohol, cocaína, marihuana); inclusive podría predisponer a estas conductas posteriormente (Martijena, 2001). La dependencia física suele aparecer cuando las benzodiacepinas se toman a dosis más elevadas de las habituales o durante períodos de tiempo prolongados, siempre refiriéndose a dosis muy altas y casi nunca terapéuticas. Esto implica un «síndrome de abstinencia» asociado a la interrupción del medicamento. Se caracteriza por sensibilidad a la luz y al sonido, rigidez, sudoración, taquicardia, aumento de la presión arterial, malestar abdominal, y, en ocasiones, convulsiones. Por lo general es de carácter moderado y se autolimita. La dependencia psicológica se refiere a que el paciente prefiere tomar la medicación aunque en términos clínicos ya no exista tal necesidad.

La retirada de cualquier benzodiacepina es preferible que se produzca gradualmente. La retirada brusca de un barbitúrico era mucho más peligrosa. El denominado (y en ocasiones discutido) «síndrome de abstinencia benzodiacepínica» se ha descrito hasta 3 semanas después de interrumpir una benzodiacepina de acción prolongada, aunque a veces se manifiesta a las pocas horas, si se trata de un preparado de corta acción. Puede presentarse insomnio, ansiedad, pérdida de apetito y de peso, temblor, transpiración, acúfenos y, en casos muy graves, trastornos de la percepción. Estos síntomas se parecen al trastorno original y, en ocasiones, propician un incremento de la dosis; algunos síntomas continúan semanas o meses después de suspender las benzodiacepinas.

Las benzodiacepinas en pacientes con uso prolongado, en especial si son de acción corta, se pueden retirar en fases quincenales aproximadamente en un octavo (intervalo de un décimo a un cuarto) de la dosis diaria. Ante un paciente difícil se puede seguir este protocolo de retirada:

1. Cambiar el tratamiento del paciente por una dosis diaria equivalente de un fármaco de larga duración (por ejemplo, diacepam), preferentemente por la noche.
2. Reducir la dosis de diacepam cada dos o tres semanas de 2 o 2,5 mg; si aparecen síntomas de abstinencia, mantener esta dosis hasta que mejoren.
3. Reducir la dosis paulatinamente, si fuera necesario en escalones menores; es preferible reducir la dosis con una lentitud excesiva que con una premura exagerada.
4. Suspender completamente la medicación; el tiempo necesario para la retirada puede variar desde unas cuatro semanas hasta un año o más (Agencia Española de Medicamentos y Productos Sanitarios, 2008).

5 Interacciones y contraindicaciones

Las benzodiacepinas tienen ciertas interacciones farmacodinámicas con los fármacos que producen sedación; en este sentido debe destacarse la interacción con el alcohol con significativa potenciación de los efectos inhibidores de éste. El efecto depresor de las benzodiacepinas es sumatorio con el de otros sedantes. La cimetidina, el disulfiram, la isoniazida y los estrógenos aumentan los niveles plasmáticos de las benzodiacepinas; por el contrario, los antiácidos pueden disminuir su absorción. El metabolismo de los compuestos benzodiacepínicos puede verse incrementado por el consumo de tabaco. Las benzodiacepinas pueden aumentar los niveles plasmáticos de fenitoina o digoxina y producir una reducción del efecto antiparkinsoniano de la levodopa.

Las benzodiacepinas están contraindicadas o deben emplearse con precaución en:

- Miastenia gravis.
- Glaucoma de ángulo estrecho.
- Insuficiencia respiratoria severa.
- Apnea del sueño.
- Alcoholismo o toxicomanía.
- Gestación (especialmente en el primer trimestre).
- Lactancia.
- Insuficiencia renal grave.
- Insuficiencia hepática.
- Niños.

En pacientes geriátricos el efecto de las benzodiacepinas es superior al obtenido en la población adulta. Los ancianos son susceptibles a la ataxia y a las caídas. Suele ser conveniente ajustar la dosis al mínimo necesario en sujetos mayores de 65 años.

6   Indicaciones terapéuticas de las benzodiacepinas

Los estudios farmacológicos y no farmacológicos publicados en los diferentes trastornos de ansiedad se resienten de algunos problemas graves, en ocasiones comunes con otros trastornos mentales: selección de pacientes derivada de criterios diagnósticos laxos en algunos cuadros; duración de los ensayos clínicos (corta en contraposición con la cronicidad de la patología); existencia de una elevada comorbilidad; altas tasas de respuesta a placebo, etc. (Robinson, 2007). La duración del tratamiento farmacológico de los trastornos de ansiedad es un tema sin respuestas concretas por ahora. Muchos estudios tienen períodos de duración muy cortos para cuadros habitualmente crónicos y existen pocos trabajos que analicen la prevención de recaídas (Ballenger, 2004). Además habría que señalar la baja adherencia farmacológica y la falta de cumplimiento de la pauta prescrita en estos pacientes (Stein *et al.*, 2006).

6.1   *Trastorno de ansiedad generalizada (TAG)*

En la fase aguda de la enfermedad, dos benzodiacepinas tienen ensayos controlados positivos (véase la tabla 2): el alprazolam y el diacepam. El papel de los antidepresivos en el TAG tiene suficiente documentación y, de manera especial, a medio y largo plazo, sobre todo si lo comparamos con los resultados de las benzodiacepinas. Es cierto, no obstante, que numerosos clínicos asocian de entrada una benzodiacepina por su eficacia inme-

	Benzodiacepinas
Fase aguda	Alprazolam Diacepam
Eficacia a largo plazo	–
Prevención de recaídas	–

Tabla 2. Trastorno de ansiedad generalizada y benzodiacepinas:
estudios controlados con placebo con resultados positivos.

diata con un antidepresivo para un control a medio y largo plazo, pero que a los pacientes les resulta complejo retirar con posterioridad la benzodiacepina (Dunlop, 2008).

6.2 Trastorno de angustia

Entre los trastornos de ansiedad éste es el cuadro con un mayor número de estudios controlados en los que la eficacia de las benzodiacepinas ha sido probada, incluyendo fase aguda de la enfermedad, largo plazo e incluso prevención de recaídas. La mayoría de fármacos con resultados positivos son antidepresivos y benzodiacepinas, así como la terapia congitivo conductual. El alprazolam se ha estudiado más ampliamente que cualquier otra BZD en el tratamiento del trastorno de angustia y ha sido aprobado por la FDA con esta finalidad. Se revisaron 11 ensayos del tratamiento con alprazolam en pacientes con trastorno de angustia, incluyendo el Cross-National Collaborative Panic Study, en el que participaron más de 1.000 pacientes que recibieron aleatoriamente imipramina, alprazolam o placebo (Klerman, 1988). Nueve de los ensayos eran a doble ciego y siete controlados con placebo. Se revisaron también dos metaanálisis de estudios sobre el tratamiento del trastorno de angustia con alprazolam.

En seis de los siete ensayos a doble ciego controlados con placebo, el alprazolam fue superior al placebo en el tratamiento de la crisis de angustia (Curtis, 1993; Dunner, 1986), mientras que en el otro estudio no se consideró la crisis de angustia como variable de valoración del resultado. Cuatro de los once ensayos compararon el alprazolam con la imipramina. Tres de ellos eran doble ciego. El alprazolam y la imipramina mostraron una eficacia comparable sobre las crisis de angustia, las fobias, las puntuaciones en la escala de Hamilton para la ansiedad, la discapacidad y las puntuaciones en la CGI.

Se revisaron también doce estudios relativos a otras BZD (diacepam, clonacepam, midazolam, loracepam, adinazolam, etizolam y bromacepam) que respaldan su eficacia a corto plazo en trastornos de angustia (American Psychiatric Association, 2006). Las ben-

	Benzodiacepinas
Fase aguda	Alprazolam Clonacepam Diacepam Loracepam
Eficacia a largo plazo	Alprazolam
Prevención de recaídas	–

Tabla 3. Trastorno de angustia y benzodiacepinas:
estudios controlados con placebo con resultados positivos.

zodiacepinas, en definitiva, con resultados positivos en este cuadro son el alprazolam (con un gran número de estudios), clonacepam, diacepam y loracepam (véase la tabla 3).

6.3   Trastorno por ansiedad social

Existen también estudios controlados y evidencias elevadas en esta patología, sin duda más controvertida por los clínicos. En la fase aguda, las benozodiacepinas bromacepam y clonacepam disponen de estudios controlados de eficacia con buenos resultados. En los estudios de continuación, en aquellos pacientes que han respondido bien al tratamiento inicial, los estudios de prevención de recaídas muestran mejores resultados con los fármacos activos (antidepresivos, clonacepam entre las bendoicaepinas) al compararlos con los pacientes en la rama de placebo. La mayoría de estos estudios de prevención de recaídas llegan a las 24 semanas de duración (véase la tabla 4). Por lo que se refiere a la comparación entre fármacos y psicoterapia, la administración por separado en la fase aguda no parece ofrecer resultados muy diferentes que si se administran de manera conjunta.

	Benzodiacepinas
Fase aguda	Bromacepam Clonacepam
Eficacia a largo plazo	–
Prevención de recaídas	Clonacepam

Tabla 4. Trastorno por ansiedad social y benzodiacepinas:
estudios controlados con placebo con resultados positivos.

6.4　Otros cuadros clínicos

– *Insomnio.* Las benzodiacepinas han sido utilizadas ampliamente en los cuadros de insomnio por su efecto hipnótico. Antes de formular un fármaco a un paciente con quejas de sueño es conveniente muchas veces una detallada exploración física y psiquiátrica, ya que múltiples factores de patología médica o uso de sustancias pueden producir insomnio. Igualmente, desde el punto de vista psiquiátrico, trastornos de ansiedad, trastornos del estado de ánimo o trastornos psicóticos se asocian al insomnio, siendo éste en ocasiones la queja inicial. Debemos recordar que las benzodiacepinas se deberían reservar para el insomnio transitorio o de corto término (asociado a estrés, pérdida del empleo o de un familiar, etc.). El uso por un período largo está contraindicado (Gillin, 1990; Shorr *et al.*, 1992).

– *Depresión.* Muchos cuadros de depresión cursan con ansiedad. Las benzodiacepinas ayudan en el manejo de algunos síntomas.

Alprazolam	Ansiedad (tratamiento corto)
Bentacepam	Ansiedad (tratamiento corto); insomnio
Bromacepam	Ansiedad (tratamiento corto)
Cloracepato dipotásico	Ansiedad (tratamiento de corta duración)
Clordiacepóxido (hidrocloruro de)	Ansiedad (tratamiento de corta duración); medida complementaria para el tratamiento del síndrome de retirada brusca del alcohol
Clotiacepam	Ansiedad (tratamiento corto)
Diacepam	Tratamiento de la ansiedad o del insomnio durante períodos cortos; medida complementaria para el tratamiento del síndrome de retirada brusca del alcohol; estatus epiléptico; convulsiones febriles; espasmo muscular; uso perioperatorio
Halacepam	Ansiedad (tratamiento corto)
Ketazolam	Ansiedad (tratamiento corto); insomnio
Loracepam	Tratamiento corto de la ansiedad o insomnio; estatus epiléptico; perioperatorio
Oxacepam	Ansiedad (tratamiento corto)
Pinacepam	Ansiedad (tratamiento corto)
Agencia Española de Medicamentos y Productos Sanitarios, 2008	

Tabla 5. Benzodiacepinas con indicación aprobada para trastornos de ansiedad.

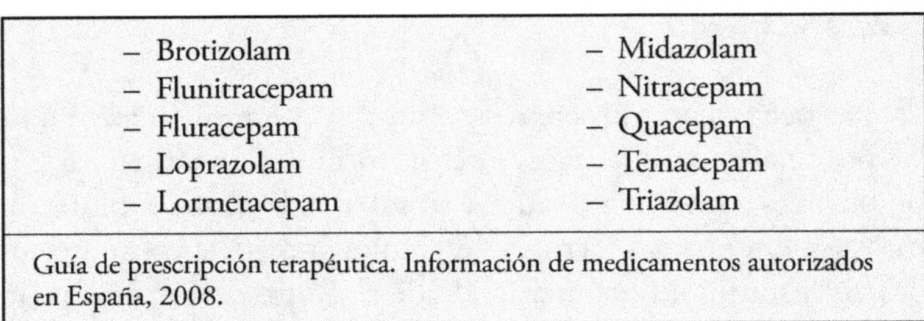

– Brotizolam	– Midazolam
– Flunitracepam	– Nitracepam
– Fluracepam	– Quacepam
– Loprazolam	– Temacepam
– Lormetacepam	– Triazolam

Guía de prescripción terapéutica. Información de medicamentos autorizados en España, 2008.

Tabla 6. Benzodiacepinas sin indicación aprobada para trastornos de ansiedad.

– *Trastorno bipolar I.* El loracepam y el clonacepam ayudan a controlar la agitación en los episodios de manía.
– *Síndrome de abstinencia al alcohol.* Las benzodiacepinas están indicadas en el manejo del síndrome de abstinencia por alcohol; controlan la actividad comicial, el delirium, la ansiedad, la taquicardia, la hipertensión, la diaforesis y el temblor. La dosis se debe ajustar en cada caso, generalmente comenzando con dosis altas que se van disminuyendo paulatinamente (Kaplan *et al.*, 1996) (véanse las tablas 5 y 6).

7 Conclusiones

Las benzodiacepinas constituyen un grupo farmacológico muy utilizado en la clínica cotidiana. Su rapidez de acción y relativa seguridad los han convertido en fármacos de fácil manejo, a pesar de los importantes problemas que plantean en el manejo a medio y largo plazo. Sin llegar a los problemas de los barbitúricos, fármacos a los que sustituyeron, sus efectos secundarios necesitan un complejo control en numerosos pacientes.

Ansiolíticas, hipnóticas, relajantes musculares y anticonvulsivantes constituyen sus principales acciones clínicas. Discute este capítulo sus efectos secundarios, interacciones, eventuales riesgos de tolerancia y dependencia. Las benzodiacepinas disponen de estudios controlados con resultados positivos en la fase aguda y, en ocasiones, en la prevención de recaídas, de los trastornos de angustia, del trastorno de ansiedad generalizada y del trastorno de ansiedad social, entre otros cuadros clínicos. En cualquier caso, su utilización se recomienda tan solo en situaciones muy limitadas. En la mayoría de los casos, como fármacos de primera elección, han sido sustituidos claramente por los antidepresivos.

Capítulo 6

Otros fármacos en el tratamiento de la ansiedad

CRISTÓBAL GASTÓ

1 Introducción

La mayoría de pacientes afectos de alguna forma de ansiedad suelen responder a los antidepresivos y a las benzodiacepinas, junto con diversas medidas psicoterapéuticas. Como hemos visto, las benzodiacepinas tienen diversos inconvenientes, especialmente a largo plazo, y están desaconsejadas en aquellos pacientes propensos a generar dependencia y abuso potencial. Los ISRS son enormemente eficaces, a corto y largo plazo en diversas formas de ansiedad pero no todos los pacientes responden completamente a esta medida terapéutica. Además, sabemos que cada forma de ansiedad requiere un abordaje específico. Por ejemplo, los pacientes afectos de TOC no responden a las benzodiacepinas ni tampoco a cualquier fármaco antidepresivo. Los enfermos con crisis de ansiedad recurrentes y múltiples fobias se benefician muy poco de los ansiolíticos, al igual que los pacientes fóbico sociales, ya que las personas que han experimentado una situación traumática grave sufren síntomas muy complejos y difíciles de resolver con una sola medida farmacológica. Disponemos de diversos fármacos que se consideran de *segunda elección* en determinados pacientes que por un motivo u otro no responden a las estrategias terapéuticas estándar. En modo alguno estos fármacos son *menores* o de efectividad más reducida que los expuestos en los anteriores capítulos. Al contrario, la elección juiciosa de estos fármacos, en cada uno de los casos clínicos, puede contribuir a un enorme beneficio para el enfermo. Es fácil concluir que el tratamiento de un enfermo de ansiedad debe ser altamente individualizado, limitando, en la medida de lo posible, las rutinas de prescripción y los prejuicios diagnósticos y terapéuticos.

2 Agonistas 5-HT1A

Los receptores serotoninérgicos 5-HT1A juegan un papel crítico en el funcionamiento normal de las neuronas serotoninérgicas y en la transmisión neuronal de la serotonina (5-HT) en la sinapsis. Estos receptores se localizan en elevadas concentraciones en el hipocampo y el sistema límbico, áreas implicadas directamente en la modulación emocional. Los receptores 5-HT1A somatodendríticos se localizan en los cuerpos celulares de las neuronas de los núcleos del rafe y funcionan como autorreceptores modulando

	TP	AG	TEPT	FS	TOC
BZD	+	++	+	+	+ (0)
ADT	+++	++	+	++	+++
IMAO	+++	++	?	+	++
ISRS	+++	++	+	++	++
Buspirona	0	++	?	?	0
Beta-blocks	0	+	0	+	0
Pregabalina	0	+++	0	0	0
Anticonvulsionantes	+ (0)	+	++	0	+ (0)
AntiH1	0	++	0	0	0
Antipsicóticos	0	+	++	0	++
Clonidina	+	+	0	0	0
Corticoides	0	0	++	+	0

*Tabla 1. Eficacia comparada de los fármacos convencionales
y nuevos en el tratamiento de las formas de ansiedad.*

la liberación de 5-HT. Los ligandos selectivos de estos receptores (buspirona, gepirona, ipsapirona) poseen propiedades ansiolíticas y antidepresivas demostradas en modelos animales y en el hombre. La buspirona es un agonista parcial de los receptores 5-HT1A con acciones ansiolíticas intensas, aunque sus efectos son tardíos. Los primeros estudios demostraron que la buspirona poseía un efecto ansiolítico, en la ansiedad generalizada, similar al diacepam (Ashton *et al.*, 1990). Estudios posteriores demostraron un efecto asociado de mejora de la sintomatología depresiva en ciertos enfermos ansiosos crónicos. Sin embargo, este fármaco no se considera un tratamiento eficaz para la depresión mayor asociada a trastornos de ansiedad. Desafortunadamente, los efectos ansiolíticos beneficiosos de la buspirona son muy lentos en aparecer (comparado con el rápido efecto ansiolítico de las benzodiacepinas) lo que limita, en parte, su manejo y prescripción (Chessik *et al.*, 2006). Por otra parte, se ha observado que los pacientes expuestos previamente a benzodiacepinas responden escasamente o no responden a la buspirona. Las bases bioquímicas de este efecto se desconocen, aunque podría deberse a la tolerancia de los receptores GABA expuestos a benzodiacepinas que no son modulados por los agonistas 5-HT1A. En consecuencia, los niveles de ansiedad por retirada de benzodiacepinas no podrían ser corregidos por la buspirona. La buspirona no induce tolerancia física ni psicológica y sus efectos adversos son mínimos (por ejemplo, náuseas iniciales y cefalea). Desafortunadamente, en España la buspirona ha dejado de comercializarse. La tabla 1 refleja los fármacos de segunda elección en los trastornos de ansiedad.

3 Betabloqueantes

Los betabloqueantes *(beta-blocks),* fundamentalmente el propanolol, se han utilizado desde hace años para el tratamiento de la ansiedad (Tyrer *et al.* 1981). Sus potentes efectos sobre el sistema vegetativo alivian el componente somático de la ansiedad, aunque no evitan futuros ataques en el caso de pacientes con ataques de ansiedad (pánico). Existen unos quince fármacos con acciones bloqueantes de los receptores beta-adrenérgicos con distintas selectividades sobre estos receptores. Se utilizan básicamente en la hipertensión esencial, en el asma bronquial y en el glaucoma. El propanolol es un *beta-bloks* sin selectividad alguna sobre los receptores beta-1 y beta-2. Sus efectos beneficiosos sobre la ansiedad, no obstante, son transitorios y muy limitados al componente vegetativo (Hallstrom *et al.*, 1981). La administración crónica de este fármaco, en pacientes no hipertensos, puede inducir un fenómeno de sensibilización e inducir hipertensión posterior.

4 Gabapentina

El estrés agudo y crónico se asocia a alteraciones del estado funcional de las neuronas gabaérgicas e, inversamente, la activación de éstas al reducir el influjo del Ca^{++}, en sus canales iónicos, decrece la neurotoxicidad por estrés. Además, las vías gabérgicas se asocian a la respuesta aguda y crónica a estímulos adversos (fóbicos), especialmente en la corteza frontal, el hipocampo y la amígdala.

La gabapentina es un aminoácido análogo al acido gama-aminobutírico(GABA) que se demostró efectivo en las crisis comiciales parciales. A pesar de poseer una estructura química similar al GABA, la gabapentina, al igual que la pregabalina, no actúa directamente sobre los receptores GABA, aunque libera este aminoácido a nivel sináptico. La gabapentina requiere un 1-aminoácido transportador para cruzar la barrera hematoencefálica. Su mecanismo de acción no se conoce por completo. Parece que al unirse a canales Ca^{++} (subunidad alfa2beta), a nivel presináptico, decrecen la liberación de aminoácidos excitatorios (por ejemplo glutamato).

La gabapentina se ha utilizado con relativo éxito en el dolor neuropático y en la neuralgia postherpética. No disponemos de estudios controlados en pacientes con ansiedad, aunque se ha ensayado con relativo éxito en pacientes con fobia social, y ansiedad generalizada (Stein *et al.,* 2005, Pande *et al.,* 1999). No obstante, puede ser un buen fármaco en la ansiedad generalizada asociado a ISRS en pacientes con riesgo de abuso potencial de benzodiacepinas.

5   Pregabalina

Es otro fármaco análogo al GABA con una estructura química y un perfil farmacológico similar al anterior. También es útil en el dolor neuropático y en ciertas formas de ansiedad. Pande y cols. (2004) observaron una notable mejoría con este fármaco en sujetos diagnosticados de fobia social. En sendos estudios controlados frente a alprazolam y frente a venlafaxina en pacientes afectos de ansiedad generalizada se observó un efecto ansiolítico bastante rápido (al final de la primera semana), aunque no superior al final de los estudios (Baldwin & Polkinghom 2005). La pregabalina parece ser un fármaco muy útil en pacientes con ansiedad generalizada (sin depresión comórbida) que no hayan sido expuestos previamente a otras modalidades farmacológicas.

6   Anticonvulsivantes

La mayoría de los fármacos anticonvulsivantes actúan a través de las vías del GABA o del glutamato. Actualmente, estos fármacos se consideran segunda vía terapéutica o terapias de potenciación en algunas formas de ansiedad grave o refractaria. La carbamazepina y el ácido valprópico se han ensayado con éxito relativo en el síndrome de estrés postraumático, aunque sus efectos beneficiosos parecen ser transitorios (Kinrys *et al.* 2003). El topiramato se ha ensayado en la fobia social severa con idénticos resultados a los anteriores (Van Ameriten *et al.*, 2004). No existen estudios, hasta la fecha, con estos anticonvulsivantes en otras formas de ansiedad.

7   Antihistamínicos

Los antihistamínicos como la hidroxizina (un antagonista de los receptores H1) inducen moderada sedación y, ocasionalmente, sueño. Este fármaco mejora la ansiedad generalizada en una proporción importante de casos (60-90 %) a dosis entre 50-100 mg. No parece útil, sin embargo, en las crisis de pánico y en las fobias (Llorca *et al.*, 2002). En general, la hidroxizina se tolera bien, aunque algunos pacientes ansiosos, especialmente quienes han tomado previamente benzodiacepinas, aquejan falta de sedación (Lader *et al.*, 1998). Dado que no existe sensibilidad cruzada entre ambas familias de ansiolíticos, se recomienda la sustitución gradual de la benzodiacepina al introducir la hidroxizina (Darcis *et al.*, 1995).

8 Antipsicóticos

Durante años se utilizaron las dosis bajas de antipsicóticos (especialmente, la tioridazina, hoy en día retirada del mercado) en el tratamiento de la ansiedad. Con los estudios controlados pronto se demostró la ausencia de un claro efecto ansiolítico y antipánico de estos fármacos (Barret *et al.*, 2002). Actualmente, los antipsicóticos modernos (antipsicóticos atípicos y de tercera generación) se emplean en dos patologías: el síndrome de estrés postraumático y el TOC refractario (Marx *et al.*, 2005). Al contrario, los pacientes con ansiedad generalizada, fobias y crisis de pánico suelen tolerar mal los antipsicóticos empeorando su ansiedad. No obstante, en determinados casos de ansiedad refractaria los antipsicóticos (risperidona y olanzapina) pueden complementar el tratamiento estándar (Simon *et al.*, 2006).

9 Clonidina

La clonidina y la guanfazina son agonistas alfa-adrenérgicos que se han ensayado en pacientes afectos de síndrome de estrés postraumático, mostrando un cierto efecto sobre las cogniciones intrusivas frecuentes en este cuadro clínico (Victor *et al.*, 2006). Igualmente, se han probado en la ansiedad generalizada, en la fobia social y en el trastorno de pánico. Aunque la ansiólisis es rápida con estos fármacos, sus efectos terapéuticos son transitorios por la rápida inducción de tolerancia.

10 Otros fármacos

Se han ensayado diversas familias de fármacos en pacientes ansiosos con la finalidad de encontrar alternativas a las benzodiacepinas y los antidepresivos convencionales. Sorprendentemente, la mayoría de estudios controlados a corto plazo con sustancias no benzodiacepínicas han mostrado un efecto ansiolítico. Algunos autores sospechan que este efecto deriva claramente del elevado porcentaje de pacientes con ansiedad que también responden al placebo. No obstante, algunas sustancias que mencionaremos abren nuevas perspectivas terapéuticas en determinados casos graves o refractarios de ansiedad.

Los bloqueantes de los canales de Ca^{++} (verapamil, nifedipino, diltiazem), utilizados ampliamente en cardiología, se han ensayado en diversas formas de ansiedad, con relativo éxito, como potenciadores de los ansiolíticos convencionales. No disponemos, sin embargo, de ningún criterio clínico de cuándo y cómo utilizar estas sustancias, por lo demás no exentas de efectos adversos. Los antagonistas de la sustancia P y los antagonistas de los receptores de la corticotropina se han ensayado a nivel experimental en casos gravemente refractarios. No obstante, los efectos ansiolíticos de ambos derivan de modelos experimentales de ansiedad de todavía difícil traducción a la práctica clínica.

Otra sustancia probada es el inositol, un isómero natural de la glucosa precursor del fosfatidilinositol, un importante segundo mensajero celular. A dosis de 12-18 mg/día se ha probado en el TOC refractario y en el trastorno de pánico. Más recientemente, se han ensayado los corticosteroides en el estrés postraumático y en las fobias. Los corticosteroides son hormonas asociadas directamente a condiciones de estrés agudo o crónico. Se considera que, en ambos trastornos, los corticoides pueden reducir el incremento de memorias ansiogénicas al actuar directamente en receptores del hipocampo y estructuras límbicas (de Quervian *et al.*, 2006).

Finalmente, la galanina, originalmente identificada como un péptido del tubo digestivo, posee diversas funciones como regulador de la nocicepción, motilidad gastrointestinal, memoria, conducta sexual y emociones. El receptor 1 (GALR-1) de la galanina parece estar asociado a la inducción de ansiedad. El galnon, un agonista de receptores de la galanina, posee propiedades anticonvulsivantes y ansiolíticas y se ha propuesto como nuevo ansiolítico a nivel experimental (Rajarao *et al.*, 2007).

11 Conclusiones

Diversos fármacos de estructuras químicas muy diversas se han utilizado con mayor o menor éxito en el tratamiento de las distintas formas de ansiedad. En la mayoría de casos estos fármacos se utilizan en la ansiedad grave refractaria y en la ansiedad crónica como segunda elección terapéutica. Exceptuando la pregabalina, que resulta útil en casos de ansiedad generalizada, el resto de fármacos de este capítulo son alternativas limitadas o experimentales.

Capítulo 7

Manejo del paciente con ansiedad en atención primaria. Algoritmos diagnósticos y terapéuticos

Enric Álvarez, Cristóbal Gastó, Miquel roca

En este apartado vamos a describir sucintamente algunos árboles de decisión y algoritmos diagnósticos y terapéuticos de los trastornos de ansiedad más comunes en la práctica médica.

Tanto el contenido de los árboles como el número de ellos no pretende ser exhaustivo. La intención es más bien dar unas líneas generales de identificación y manejo del trastorno por parte del médico de atención primaria.

En la tabla 1, como se verá, realizamos algunas breves descripciones de las patologías de ansiedad tipificadas en los criterios de diagnóstico (DSM-IV). Tales descripciones so-

Trastorno	Descripción	
Trastorno de angustia	Los síntomas ocurren primariamente durante las crisis de angustia.	Falta de aire, palpitaciones, dolor torácico, mareo, hormigueos, sudoración, debilidad y miedo a morir.
Trastorno de ansiedad generalizada	Ansiedad y preocupación persistente y excesiva «libre flotante» ante múltiples situaciones y acontecimientos.	Nervioso, preocupado en exceso ante múltiples situaciones o acontecimientos.
Trastorno de estrés agudo	Exposición a un acontecimiento traumático que es reexperimentado persistentemente con síntomas de ansiedad, que duran de dos a cuatro semanas y aparecen en los treinta días que siguen al acontecimiento.	Malestar provocado por la reexperimentación de algún acontecimiento traumático reciente.
Trastorno de ansiedad social	Temor acusado y persistente por situaciones o actuaciones que pueden ser embarazosas.	Preocupación y evitación ante una situación social o actuación en público.
Trastorno de estrés postraumático	Exposición a un acontecimiento traumático que es reexperimentado persistentemente con síntomas de ansiedad que duran más de un mes.	Malestar provocado por la reexperimentación de algún acontecimiento traumático del pasado.

Tabla 1. Ansiedad y sus trastornos.

lamente permiten iniciar la exploración médica y, en modo alguno, son categoriales o excluyentes de otras posibles patologías.

La figura 1 representa, de forma esquemática, un diagnóstico diferencial de los trastornos de ansiedad, haciendo énfasis en las posibles causas asociadas al inicio o mantenimiento de dicha patología.

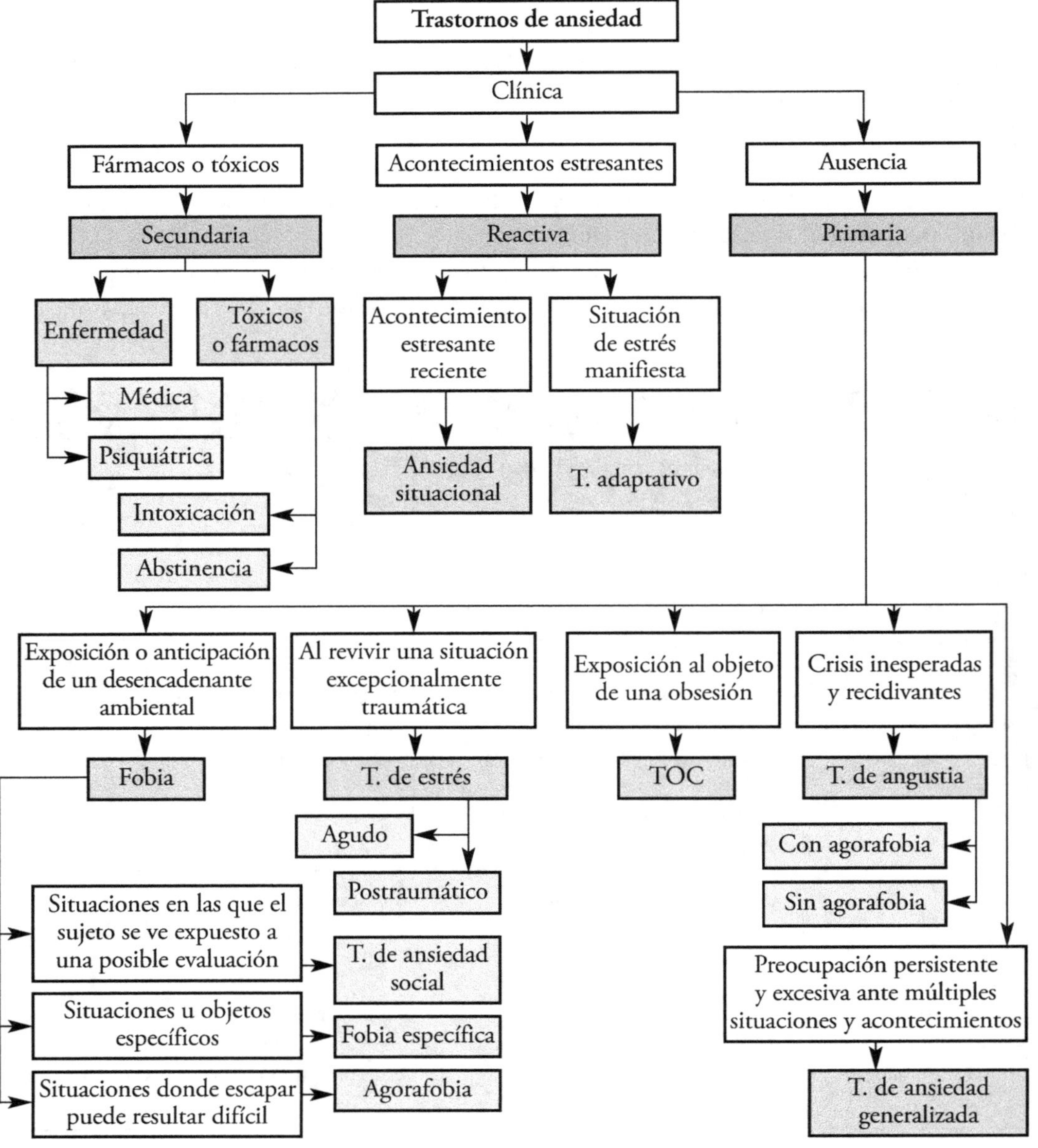

Figura 1. Pasos diagnósticos ante un cuadro de ansiedad.

Es necesario valorar en primera instancia si estamos ante una ansiedad «primaria», «secundaria» a enfermedades médicas, fármacos o tóxicos o «reactiva» a situaciones vitales estresantes.

La historia clínica debe recoger antecedentes familiares y personales, si es preciso, acompañados de pruebas complementarias (bioquímica, determinaciones tiroideas, electroencefalograma) para descartar patologías no psiquiátricas responsables del cuadro de ansiedad. Existen fármacos (corticoides, teofilina, hipoglucemiantes, algunos antidepresivos) que pueden provocar síntomas ansiosos.

El consumo de tóxicos (incluida la cafeína) debe valorarse siempre, así como los acontecimientos vitales, en especial si se han producido inmediatamente antes del inicio de los síntomas ansiosos.

Finalmente, en la tabla 2 se encuentran algunas recomendaciones para el tratamiento de los trastornos de angustia y de los trastornos de ansiedad generalizada en atención primaria. Las pautas incluyen, necesariamente, un seguimiento completo de la tabla 1 y la figura 1 para el diagnóstico de los cuadros.

Algoritmo para el tratamiento de las crisis de angustia *(panic disorders)*

1. Confirmar el diagnóstico.

2. Descartar contraindicaciones para psicofármacos.

3. Usar benzodiacepinas según las siguientes dosis:

    a) De la fase aguda:

    - 50-100 mg de cloracepato VO o IM.
    - 10-20 mg de diacepam VO o IM.
    - 5 mg de loracepam VO.
    - Una u otra se pueden repetir hasta ansiolisis-sedación.

    b) De mantenimiento durante 2-4 semanas:

    - 45-100 mg/día de cloracepato en 2 tomas VO.
    - 10-30 mg/día de diacepam en 2 o 3 tomas VO.
    - 3-10 mg/día de loracepam en 3 tomas VO.

    c) Retirar gradualmente

4. Tratamiento con antidepresivos (entre otras opciones):

    a) ISRS: mantener no menos de 6 meses y luego otros 3-6 meses a la mitad de dosis.
    b) ISRN: mantener no menos de 6 meses y luego otros 3-6 meses a la mitad de dosis.

5. En lugar de los de fármacos mencionados en el apartado 3 de esta tabla, algunos profesionales prefieren usar el alprazolam en rangos de 3-6 mg/día, iniciando con dosis bajas y aumentándolas lentamente. Mantener 2-4 meses y retirar de forma gradual.

Continuación

Algoritmo para el tratamiento de las crisis de angustia *(panic disorders)*

6. Hipnóticos si son necesarios: flunitracepam hasta que se consiga ir normalizando el sueño.

7. Psicoterapia de modificación de conducta y cognitiva; con técnicas de relajación, de desensibilización con exposición *in vivo* si hay complicaciones fóbicas.

8. Si no responden, es necesario verificar el diagnóstico.

9. Reintegrar al paciente en sus actividades habituales tan pronto como sea posible.

Algoritmo para el tratamiento del trastorno por ansiedad generalizada

1. Confirmar el diagnóstico.

2. ¿Es paciente nuevo o consumidor de larga evolución?

3. Valorar las situaciones vitales ansiógenas, las dificultades personales y el ambiente familiar.

4. Si existe una fase aguda de síntomas, iniciar tratamiento con benzodiacepinas de acción prolongada. Por lo que se refiere a pacientes ancianos o enfermos hepatorrenales la medicación se administrará a mitad de dosis o bien se escogerá una formulación de acción más corta. Usar alguna de las siguientes pautas:

   a) Cloracepato, 50-100 mg/día en dosis de ataque en 1 o 2 tomas; como mantenimiento 15-45mg/día en 2 tomas VO, durante 2 meses y retirar gradualmente en 2 semanas.

   b) Diacepam, 15-30 mg/día en 2 o 3 tomas VO como dosis de ataque; a veces IM; como mantenimiento 10-20 mg/día en 2 o 3 tomas, durante 2 meses y retirar gradualmente.

   c) Loracepam, 5-10 mg/día en 3 tomas VO como dosis de ataque; como mantenimiento 1,5-3 mg/día en 3 tomas durante 3-4 semanas; retirar muy gradualmente o cambiar por otra benzodiacepina de largo efecto, que también será abandonada poco a poco.

5. Evitar la escalada en el consumo de benzodiacepinas (tolerancia, dependencia, abstinencia; frecuente uso de otros tóxicos a la vez por el paciente como alcohol, analgésicos, etc., que aumentan el efecto sedativo y/o depresor del SNC). Tratamiento de mantenimiento: antidepresivos durante unos 3-6 meses:

   – ISRS
   – ISRN

6. Usar psicoterapia individual. Intentar modificar el ambiente. Usar técnicas de relajación.

Tabla 2. Pautas de tratamiento para los trastornos de angustia y trastornos de ansiedad generalizada.

En las figuras siguientes detallamos árboles de decisión diagnósticos del síndrome míxto-ansioso-depresivo (véase figura 2) especialmente prevalente en atención primaria, la crisis de pánico con y sin agorafobia (véase figura 3) y finalmente el algoritmo de fobia social (véase figura 4).

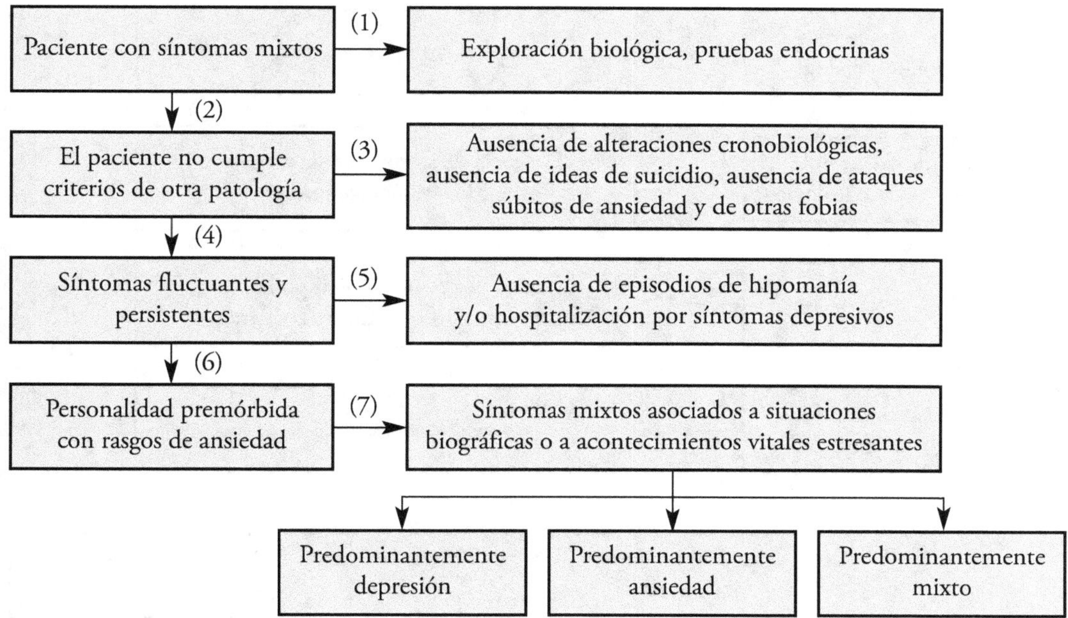

Figura 2. Árbol de decisión diagnóstica del síndrome mixto-ansioso-depresivo.

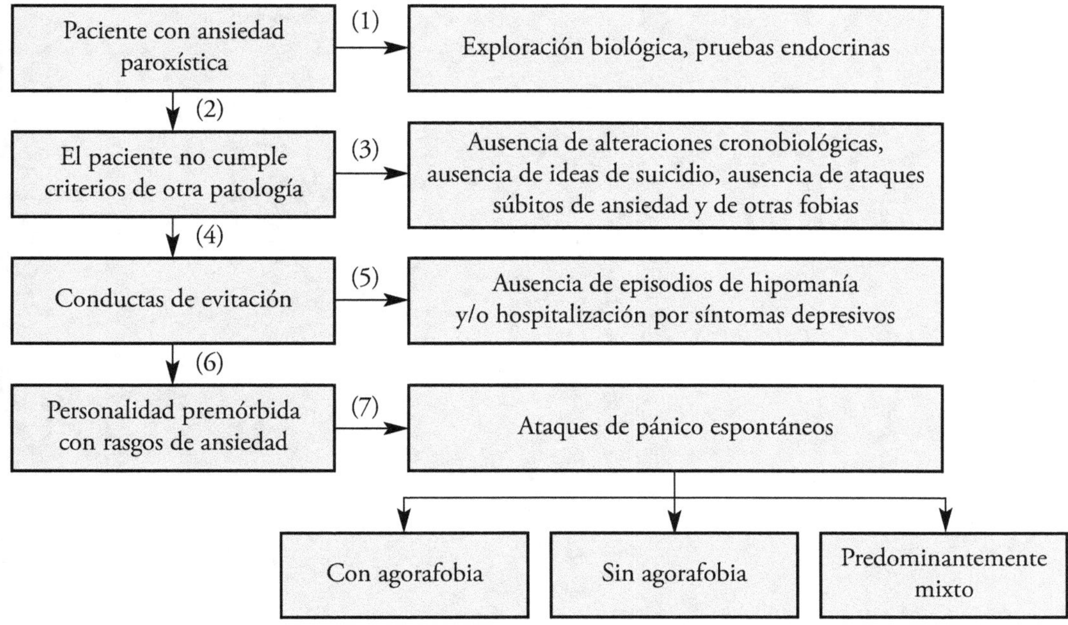

Figura 3. Árbol de decisión diagnóstica de los ataques de ansiedad (crisis de pánico con y sin agorafobia).

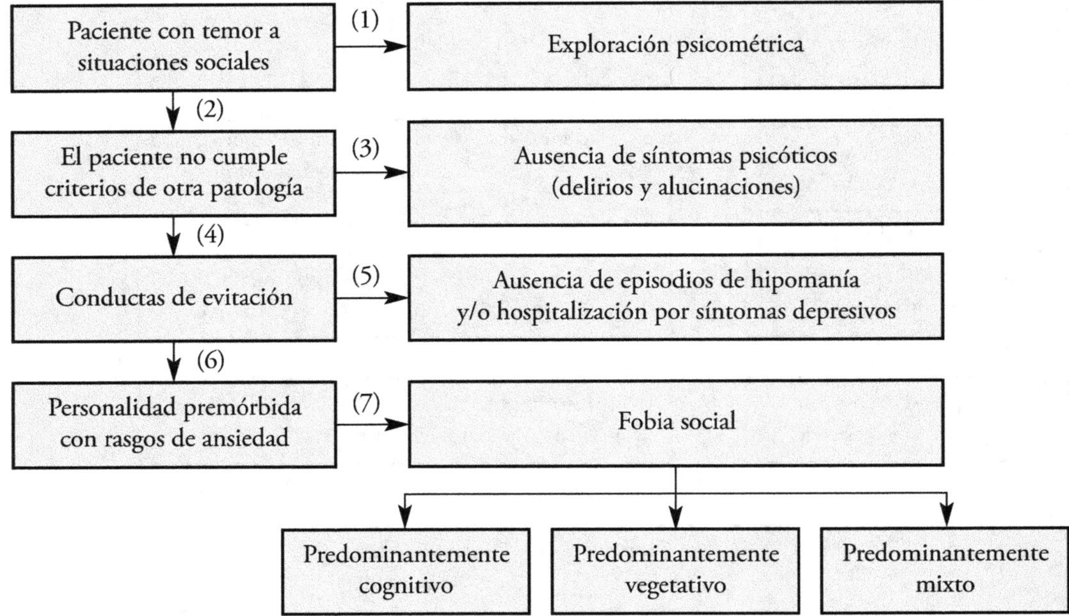

Figura 4. Árbol de decisión diagnóstica de la ansiedad social.

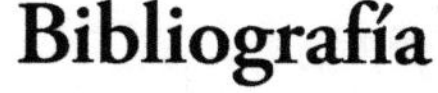

Bibliografía

Allgulander C, Florea I, Huusom AK. Prevention of relapse in generalized anxiety disorder by escitalopram treatment. Int J Neuropsychopharmacol 2005: 1-11.

Allgulander C, Mangano R, Zhang J, Dahl AA, Lepola U, Sjödin I, Emilien G; SAD 388 Study Group. Efficacy of Venlafaxine ER in patients with social anxiety disorder: a double-blind, placebo-controlled, parallel-group comparison with paroxetine. Hum Psychopharmacol 2004; 19(6): 387-96.

Angulo J, Cuevas P, Cuevas B, Gupta S, Sáenz de Tejada I. Mechanisms for the inhibition of genital vascular responses by antidepressants in a female rabbit model. J Pharmacol Exp Ther 2004; 310(1): 141-49.

Arnold-Reed DE, Hulse GK. A comparison of rapid (opioid) detoxification with clonidine-assisted detoxification for heroin-dependent persons. J Opioid Manag 2005; 1(1): 17-23.

Ashton CH, Ramlins MD, Tyrer SP. A double-blind placebo-controlled study of buspirone in diazepam withdrawal in chronic benzodiazepine users. Brit J Psychiatry 1990; 157: 232-38.

Asmudson GJG, Taylor S, Cox, BJ (eds). Health anxiety. Clinical and research perspectives on hypocondriasis and related conditions. John Wiley & Sons Ltd Chisterter 2001.

Asnis GM, Hameedi FA, Goddard AW, Potkin SG, Black D, Jameel M, Desagani K, Woods SW. Fluvoxamine in the treatment of panic disorder: a multi-center, double-blind, placebo-controlled study in outpatients. Psychiatry Res 2001; 103(1): 1-14.

Baldwin D, Bobes J, Stein DJ, Scharwächter I, Faure M. Paroxetine in social phobia/social anxiety disorder. Randomised, double-blind, placebo-controlled study. Paroxetine Study Group. Br J Psychiatry 1999; 175: 120-26.

Baldwin DS, Huusom AK, Maehlum E. Escitalopram and paroxetine in the treatment of generalised anxiety disorder: randomised, placebo-controlled, double-blind study. Br J Psychiatry 2006; 189: 264-72.

Ballenger JC. Remission rates in patients with anxiety disorders treated with paroxetine. J Clin Psychiatry 2004; 65: 1696-707.

Ballenger JC, Wheadon DE, Steiner M, Bushnell W, Gergel IP. Double-blind, fixed-dose, placebo-controlled study of paroxetine in the treatment of panic disorder. Am J Psychiatry 1998; 155(1): 36-42.

Bandelow B, Behnke K, Lenoir S, Hendriks GJ, Alkin T, Goebel C, Clary CM. Sertraline versus paroxetine in the treatment of panic disorder: an acute, double-blind noninferiority comparison. J Clin Psychiatry 2004; 65(3): 405-13.

Barlow DH. Anxiety and its disorders. The nature and treatment of anxiety and panic. 2.ª edición. Guilford Press New Cork 2002.

Barlow DH, Brown TA, Craske MG. Definitions of panic attacks and panic disorder in the DSM-IV: Implications for research. J Abnormal Psychology 1994; 103: 553-64.

Barlow DH, Campbell LA. Mixed anxiety-depression and its implications for models of mood and anxiety disorders. Compr Psychiatry 2000; 41(supple 1): 50-5.

Barnett SD, Kramer ML, Casat CD, *et al*. Efficacy of olanzapine in social anxiety disorder: a pilot study. J Psychopharmacology 2002; 16: 365-68.

Bear M, Connors F, Paradiso M. Neuroscience: Exploring the Brain. 3th edition. Amsterdam: Lippincott Williams & Wilkins 2008.

Bergeron R, de Montigny C, Debonnel G. Biphasic effects of sigma ligands on the neuronal response to N-methyl-D-aspartate. Naunyn Schmiedebergs Arch Pharmacol 1995; 351(3): 252-60.

Bielski RJ, Bose A, Chang CC. A double-blind comparison of escitalopram and paroxetine in the long-term treatment of generalized anxiety disorder. Ann Clin Psychiatry 2005; 17(2): 65-9.

Bienvenu OJ, Eaton WW. The epidemiology of blood-injecton-injury phobia. Psychol Med 1998; 28: 1129-136.

Bose A, Korotzer A, Gommoll C, Li D. Randomized placebo-controlled trial of escitalopram and venlafaxine XR in the treatment of generalized anxiety disorder. Depress Anxiety 2008; 25(10): 854-61.

Bracha HS. Human brain evolution and the Neuroevolutionary Time-depth Principle: implications for the reclassification of fear-circuitry-related traits in DSM-V and for studying resilience to warzone-related posttraumatic stress disorder. Prog Neuropsychopharmacol Biol Psychiatry 2006; 30(5): 827-53.

Brawman-Mintzer O, Knapp RG, Rynn M, Carter RE, Rickels K. Sertraline treatment for generalized anxiety disorder: a randomized, double-blind, placebo-controlled study. J Clin Psychiatry 2006; 67(6): 874-81.

Bremner JD, Krystal JH, Southwick SM, Charney DS. Noradrenergic mechanisms in stress and anxiety: I. Preclinical studies. Synapse 1996; 23(1): 28-38.

Brown TA. The nature of generalized anxiety disorder and pathological worry: Current evidence and conceptual models. Can J Psychiatry 1987; 42: 817-25.

Burke KC, Burke JD, Regier DA, Rae DS. Age at onset of selected mental disorders in five community populations. Arch Gen Psychiatry 1990; 47: 511-18.

Bustos SG, Maldonado H, Molina VA. Midazolam disrupts fear memory reconsolidation. Neuroscience 2006; 139(3): 831-42.

Bymaster FP, Dreshfield-Ahmad LJ, Threlkeld PG. Shaw JL, Thompson L, Nelson DL, Hemrick-Luecke SK, Wong DT. Comparative affinity of duloxetine and venlafaxine for serotonin and norepinephrine transporters in vitro and in vivo, human serotonin receptor subtypes, and other neural receptors. Neuropsychopharmacology 2001; 25(6): 871-80.

Bymaster FP, Dreshfield-Ahmad LJ, Threlkeld PG, Shaw JL, Thompson L, Nelson DL, Cahill L, Pham CA, Setlow B. Impaired memory consolidation in rats produced with beta-adrenergic blockade. Neurobiol Learn Mem 2000; 74(3): 259-66.

Cai WH, Blundell J, Han J, Greene RW, Powell CM. Postreactivation glucocorticoids impair recall of established fear memory. J Neurosci 2006; 26(37): 9560-566.

Charney DS, Drevets WD: Neurobiological basis of anxiety disorders. En: Neuropsychopharmacology, The fifth generation of progress. Ed. Davis KL, Charney D, Coyle JT, Nemeroff C. Baltimor. Lippincott Williams & Wilkins 2002; 901-30.

Charney DS, Woods SW. Benzodiazepine treatment of panic disorder: a comparison of alprazolam and lorazepam. Journal of Clinical Psychiatry 1989; 50(11): 418-23.

Chen F, Larsen MB, Sánchez C, Wiborg O. The S-enantiomer of R, S-citalopram, increases inhibitor binding to the human serotonin transporter by an allosteric mechanism. Comparison with other serotonin transporter inhibitors. Eur Neuropsychopharmacol 2005; 15(2): 193-98.

Chessik CA, Allen HA, Thase ME *et al.* Cochrane Database of Systematic Reviews. Update Software. Oxford 2006

Chew ML, Mulsant BH, Pollock BG, Lehman ME, Greenspan A, Mahmoud RA, Kirshner MA, Sorisio DA, Bies RR, Gharabawi G. Anticholinergic Activity of 107 Medications commonly used by older adults. J Am Geriatr Soc 2008; 56(7): 1333-341.

Cole JA, Ephross SA, Cosmatos IS, Walker AM. Paroxetine in the first trimester and the prevalence of congenital malformations. Pharmacoepidemiol Drug Saf 2007; 16(10): 1075-085.

Coupland NJ, Bell CJ, Potokar JP. Serotonin reuptake inhibitor withdrawal. J Clin Psychopharmacol 1996; 16(5): 356-62.

Curtis GB. Maintenance drug therapy of panic disorder. J Psychiatr Res 1993; 27 (suppl 1): 127-42.

Darcis T, Ferreri M, Natens J *et al*. A multicentric double-blind placebo-controlled study investigating the anxiolytic efficacy of hydroxyzine in patients with generalized anxiety disorder. Human Psychopharmacology 1995; 10: 181-87.

Davidson JR, Bose A, Korotzer A, Zheng H. Escitalopram in the treatment of generalized anxiety disorder: double-blind, placebo controlled, flexible-dose study. Depress Anxiety 2004; 19(4): 234-40.

Davidson JR, Wittchen HU, Llorca PM, Erickson J, Detke M, Ball SG, Russell JM. Duloxetine treatment for relapse prevention in adults with generalized anxiety disorder: A double-blind placebo-controlled trial. Eur Neuropsychopharmacol 2008; 18(9): 673-81.

De Bellis MD, Lefter L, Trickett PK, Putnam FW Jr. Urinary catecholamine excretion in sexually abused girls. J Am Acad Child Adolesc Psychiatry 1994; 33(3): 320-27.

De Quervian DJF, Margraf J. Glucocorticoids for the treatment of post-traumatic stress disorder and phobias: A novel therapeutic approach. European J Pharmacology 2008; 583: 365-71.

Debiec J, LeDoux JE. Noradrenergic signaling in the amygdala contributes to the reconsolidation of fear memory: treatment implications for PTSD. Ann N Y Acad Sci 2006; 1071: 521-24.

Denys D, Van der Wee N, Van Megen HJ, Westenberg HG. A double blind comparison of venlafaxine and paroxetine in obsessive-compulsive disorder. J Clin Psychopharmacol 2003; 23(6): 568-75.

Donneil CA, McNally RJ. Anxiety sensitivity and history of panic as predictors of response to hyperventilation. Behaviour Researh and therapy 1989; 27: 325-32.

Dooley DJ, Taylor CP, Donevan S, Feltner D. Ca2+ channel alpha2delta ligands: novel modulators of neurotransmission. Trends Pharmacol Sci 2007; 28(2): 75-82.

Dunlop BW. Combination Treatment with benzodiazepines and SSRIs for comorbid anxiety and depression: A Review. Prim Care Companion J Clin Psychiatry 2008; 10(3): 222-28.

Dunner DL. Effect of alprazolam and diazepam in anxiety and panic attacks in panic disorder: a controlled study. J Clin Psychiatry 1986; 47: 458-60.

El Mansari M, Sánchez C, Chouvet G, Renaud B, Haddjeri N. Effects of acute and long-term administration of escitalopram and citalopram onserotonin neurotransmission: an in vivo electrophysiological study in rat brain. Neuropsychopharmacoly 2005; 30(7): 1269-277.

Faravelli C, Paterniti S, Scarpato A. 5-year prospectiv, naturalistic follow-up study of panic disorder. Compr Psychaitry 1995; 36: 271-77.

Farvolden P, Mc Bride C, Bagby RM, Ravitz P. A Web-based screening instrument for depression and anxiety disorders in primary care. J Med Internet Res 2003; 5(3): e23.

Fava GA, Grandi S, Canestrari R. Prodromal symptoms in panic disorder with agoraphobia. Am J Psychiatry 1988; 145: 1564-568.

Fernandez A, Haro JM, Codony M, Vilagut G, Martínez-Alonso M, Autonell J, Salvador-Carulla L, Ayuso-Mateos JL, Fullana MA, Alonso J. Treatment adequacy of anxiety and depressive disorders: primary versus specialised care in Spain. Journal of Affective Disorders 2006; 96(1-2): 9-20.

Fineberg NA, Tonnoir B, Lemming O, Stein DJ. Escitalopram prevents relapse of obsessive-compulsive disorder. Eur Neuropsychopharmacol 2007; 17(6-7): 430-39.

Friedman MJ, Jalowiec J, McHugo G, Wang S, McDonagh A. Adult sexual abuse is associated with elevated neurohormone levels among women with PTSD due to childhood sexual abuse. J Trauma Stress 2007; 20(4): 611-17.

Fung SC, Fillenz M. The role of pre-synaptic GABA and benzodiazepine receptors in the control of noradrenaline release in rat hippocampus. Neurosci Lett 1983; 42(1): 61-6.

Gardenswartz CA, Craske MG. Prevention of panic disorder. Behavior Therapy 2001; 32: 725-37.

Gastó C. El problema de la comorbilidad en psiquiatría. UpDate Psiquiatría 2002; 19-28.

Gastó C. Valoración crítica del trastorno ansioso-depresivo. UpDate Psiquiatría 2003; 29-40.

Gelenberg AJ, Lydiard RB, Rudolph RL, Aguiar L, Haskins JT, Salinas E. Efficacy of venlafaxine extended-release capsules in nondepressed outpatients with generalized anxiety disorder: A 6-month randomized controlled trial. AMA 2000; 283(23): 3082-088.

Gillin JC, ByerleyWF. The diagnosis and management of insomnio. New England Journal of Medicine 1990; 322 (4): 239.

Goodwin RD & Hamilton SP. Panic attacks as a marker of core psychopathological processes. Psychopathology 2001; 34: 278-88.

Goodwin RD, Gotlib IH. Panic attacks and pychopathology among youth. Acta Psychiatrica Scandinavica 2004; 109: 216-21.

Goodwin RD, Lieb R, Hoefler M, *et al.* Panic attacks as a risk factor for severe psychopathology. Am J Psychiatry 2004; 161: 2207-214.

Gorman JM. Neuronatomical hypotesis of panic disorder, revisited. Am J Psychiatry 2000; 157(4): 493-505.

Greenblatt D J. In vitro quantitation of benzodiazepine lipophilicity: relation to in vivo distribution. British Journal of Anaesthesia 1983; 55(10): 985-89.

Greist J, Chouinard G, DuBoff E, Halaris A, Kim SW, Koran L, Liebowitz M, Lydiard RB, Rasmussen S, White K. Double-blind parallel comparison of three dosages of sertraline and placebo in outpatients with obsessive-compulsive disorder. Arch Gen Psychiatry 1995; 52(4): 289-95.

Grunhaus L, Gloger S, Birmacher B. Clomipramine treatment for panic attacks in patients with mitral valve prolapse. Clin Psychiatry 1984; 45(1): 25-7.

Guía de Prescripción Terapéutica. Información de medicamentos autorizados en España 2008 Agencia Española de Medicamentos y Productos Sanitarios. Última actualización 18 junio de 2008. www.agemed.es

Guía clínica para el tratamiento de los trastornos psiquiátricos. Compendio 2006. American Psychiatric Association. Ed Ars Médica 2006.

Hallstron C, Treasaden L, Edwards JG, Lader M. Diazepam, propanolol and their combination in the management of chronic anxiety. Brit J Psychiatry 1981; 139: 417-21.

Hollander E, Koran LM, Goodman WK, Greist JH, Ninan PT, Yang H, Li D, Barbato LM. A double-blind, placebo-controlled study of the efficacy and safety of controlled-release fluvoxamine in patients with obsessive-compulsive disorder. J Clin Psychiatry 2003; 64(6): 640-47.

Jenike MA, Baer L, Minichiello WE, Rauch SL, Buttolph ML. Placebo-controlled trial of fluoxetine and phenelzine for obsessive-compulsive disorder. Am J Psychiatry 1997; 154(9): 1261-264.

Jørgensen TR, Stein DJ, Despiegel N, Drost PB, Hemels ME, Baldwin DS. Cost-effectiveness analysis of escitalopram compared with paroxetine in treatment of generalized anxiety disorder in the United Kingdom. Ann Pharmacother 2006; 40(10): 1752-758.

Kapczinski F. Antidepressants for generalized anxiety disorder. [Systematic Review] Cochrane Depression, Anxiety and Neurosis Group Cochrane Database of Systematic Reviews 3 2007.

Kaplan Harold y colaboradores. Psiquiatría. Editorial Panamericana. Buenos Aires 1996; pp. 409-24.

Kaplan HI, Sadock BJ. Sinopsis de psiquiatría. 8.ª ed. Madrid: Editorial Médica Panamericana 1999.

Kashdan TB. Social anxiety spectrum and diminished positive experiences: Theoretical synthesis and meta-analysis. Clinical Psychology Review 2007; 27: 348-65.

Katzelnick DJ, Kobak KA, Greist JH, Jefferson JW, Mantle JM, Serlin RC. Sertraline for social phobia: a double-blind, placebo-controlled crossover study. Am J Psychiatry 1995; 152(9): 1368-371.

Kessler RC, Chiu WT, Jin R, Ruscio AM. The epidemiology of panic disorder, and agoraphobia in the national comorbidity survey replication. Arch Gen psychiatry 2006; 63: 415-24.

Kinrys G, Pollack MH, Simon NM, Worthington JJ *et al.* Valproic acid for the treatment of social anxiety disorder. Int J Psychopharmacology 2003; 18: 169-72.

Klerman GL. Overview of the Cross-National Collaborative Panic Study. Arch Gen Psychiatry 1988; 47: 458-60.

Klüver H, Bucy PC. Preliminary analysis of functions of the temporal lobes in monkeys. 1939. J Neuropsychiatry Clin Neurosci 1997; 9(4): 606-20.

Kobak KA, Greist JH, Jefferson JW, Katzelnick DJ. Fluoxetine in social phobia: a double-blind, placebo-controlled pilot study. J Clin Psychopharmacol 2002; 22(3): 257-62.

Kronig MH, Apter J, Asnis G, Bystritsky A, Curtis G, Ferguson J, Landbloom R, Munjack D, Riesenberg R, Robinson D, Roy-Byrne P, Phillips K, Du Pont IJ. Placebo-controlled, multicenter study of sertraline treatment for obsessive-compulsive disorder. J Clin Psychopharmacol 1999; 19(2): 172-76.

Lader M, Scotto JC. A multicentre double-blind comparison of hydroxyzine, buspirone and placebo in patients with generalized anxiety disorder. Psychopharmacology 1998; 139: 402-06.

Lader M, Stender K, Bürger V, Nil R. Efficacy and tolerability of escitalopram in 12 and 24-week treatment of social anxiety disorder: randomised, double-blind, placebo-controlled, fixed dose study. Depress Anxiety 2004; 19(4): 241-48.

Lader MH. Limitations on the use of benzodiazepines in anxiety and insomnia: are they justified? Eur Neuropsychopharmacol 1999; 9 Suppl 6: 399-405.

Lamontagne Y. Minor tranquilizers, personality inventory, and EMG feedback with chronic anxious patients. Comprehensive Psychiatry 1983; 24(6): 543-45.

Lanteaume L, Khalfa S, Régis J, Marquis P, Chauvel P, Bartolomei F. Emotion induction after direct intracerebral stimulations of human amygdala. Cereb Cortex 2007; 17(6): 1307-313.

Lecrubier Y. Widespread underrecognition and undertreatment of anxiety and mood disorders: results from 3 European studies. Journal of Clinical Psychiatry 2007; 68 Suppl 2: 36-41.

Lecrubier Y, Bakker A, Dunbar G, Judge R. A comparison of paroxetine, clomipramine and placebo in the treatment of panic disorder. Collaborative Paroxetine Panic Study Investigators. Acta Psychiatr Scand 1997; 95(2): 145-52.

Lecrubier Y, Judge R. Long-term evaluation of paroxetine, clomipramine and placebo in panic disorder. Collaborative Paroxetine Panic Study Investigators. Acta Psychiatr Scand 1997; 95(2): 153-60.

Leen-Fledner EW, Feldner MT, Berstein A *et al.* Anxiety sensitivity and anxious responding to bodily sensations: A test among adolescents using a voluntary hyperventilation challenge. Cognitive Therapy and Research 2005; 29: 593-609.

Lejoyeux M, Solomon J, Ades J. Benzodiazepine treatment for alcohol-dependent patients. Alcohol 1998; 33 (6): 563-75.

Lenox-Smith AJ, Reynolds A. A double-blind, randomised, placebo controlled study of venlafaxine XL in patients with generalised anxiety disorder in primary care. Br J Gen Pract 2003; 53(495): 772-77.

Liebowitz MR, DeMartinis NA, Weihs K, Londborg PD, Smith WT, Chung H, Fayyad R, Clary CM. Efficacy of sertraline in severe generalized social anxiety disorder: results of a double-blind, placebo-controlled study. J Clin Psychiatry 2003; 64(7): 785-92.

Liebowitz MR, Gelenberg AJ, Munjack D. Venlafaxine extended release vs placebo and paroxetine in social anxiety disorder. Arch Gen Psychiatry 2005; 62(2): 190-98.

Lindesay J. Phobic disorders in the ederly. Brit J Psychiatry 1991; 159: 531-41.

Llorca PM, Sapdone C, Sol O *et al.* Efficacy and safety of hydroxyzine in the treatment of generalized anxiety disorder: a three-month double-blind study. J Clin psychiatry 2002; 63: 1020-027.

Londborg PD, Wolkow R, Smith WT, DuBoff E, England D, Ferguson J, Rosenthal M, Weise C. Sertraline in the treatment of panic disorder. A multi-site, double-blind, placebo-controlled, fixed-dose investigation. Br J Psychiatry 1998; 173: 54-60.

Lydiard RB, Otto MW, Milrod B. Panic disorder in Tratment of Psychiatric Disorders, 3rd Edition, vol.2, Washington DC, American Psichiatry Press 2001: 1447-483.

Macaullay JL & Kleinknecht RA. Panic and panic attacks in adolescents. J Anxiety Dis 1989; 3: 221-41.

Martijena ID. Chronic benzodiazepine administration facilitates the subsequent development of ethanol dependence. Brain Res 2001; 891(1-2): 236-46.

Marx CE, Grobin AC, Deucth AY, Lieberman JA. Atypical antipsychotic drugs and stress. En: Steckler T, Kalin NH, Reul JMHM (eds). Handbook of Stress and the Brain, vol 15 Elsevier 2005; pp. 301-13.

McGaugh JL. Memory-a century of consolidation. Science 2000; 287(5451): 248-51.

McGaugh JL, Roozendaal B. Role of adrenal stress hormones in forming lasting memories in the brain. Curr Opin Neurobiol 2002; 12(2): 205-10.

McLaughlin R, Khandker RK, Kruzikas DT, Tummala R. Overlap of anxiety and depression in a managed care population: Prevalence and association with resource utilization. Journal of Clinical Psychiatry 2006; 67(8): 1187-193.

McNally RJ. Anxiety sensitivity and panic disorder. Biol Psychiatry 2002; 52: 938-46.

Michelson D, Lydiard RB, Pollack MH, Tamura RN, Hoog SL, Tepner R, Demitrack MA, Tollefson GD. Outcome assessment and clinical improvement in panic disorder:

evidence from a randomized controlled trial of fluoxetine and placebo. The Fluoxetine Panic Disorder Study Group. Am J Psychiatry 1998; 155(11): 1570-577.

Michelson D, Pollack M, Lydiard RB, Tamura R, Tepner R, Tollefson G. Continuing treatment of panic disorder after acute response: randomised, placebo-controlled trial with fluoxetine. The Fluoxetine Panic Disorder Study Group. Br J Psychiatry 1999; 174: 213-18.

Montgomery SA, Loft H, Sánchez C, Reines EH, Papp M. Escitalopram (S-enantiomer of citalopram): clinical efficacy and onset of action predicted from a rat model. Pharmacol Toxicol 2001; 88(5): 282-86.

Montgomery SA, Nil R, Dürr-Pal N, Loft H, Boulenger JP. A 24-week randomized, double-blind, placebo-controlled study of escitalopram for the prevention of generalized social anxiety disorder. J Clin Psychiatry. 2005 Oct; 66(10): 1270-1278.

Montgomery SA, Tobias K, Zornberg GL, Kasper S, Pande AC. Efficacy and safety of pregabalin in the treatment of generalized anxiety disorder: a 6-week, multicenter, randomized, double-blind, placebo-controlled comparison of pregabalin and venlafaxine. J Clin Psychiatry 2006; 67(5): 771-82.

Moore MC, Zebb BJ. The catastrophic misinterpretation of physiological distress. Behav Res Ther 1999; 37: 1105-118.

Mundo E, Maina G, Uslenghi C. Multicentre, double-blind, comparison of fluvoxamine and clomipramine in the treatment of obsessive-compulsive disorder. Int Clin Psychopharmacol 2000; 15(2): 69-76.

Nair NP, Bakish D, Saxena B, Amin M, Schwartz G, West TE. Comparison of fluvoxamine, imipramine, and placebo in the treatment of outpatients with panic disorder. Anxiety 1996; 2(4): 192-98.

National Institute for Clinical Excellence. Anxiety: management of anxiety in adults in primary care and community (Clinical Guideline 22) London. NICE 2004.

Nimatoudis I, Zissis NP, Kogeorgos J, Theodoropoulou S, Vidalis A, Kaprinis G. Remission rates with venlafaxine extended release in Greek outpatients with generalized anxiety disorder. A double-blind, randomized, placebo controlled study. Int Clin Psychopharmacol 2004; 19(6): 331-36.

Oehrberg S, Christiansen PE, Behnke K, Borup AL, Severin B, Soegaard J, Calberg H, Judge R, Ohrstrom JK, Manniche PM. Paroxetine in the treatment of panic disorder. A randomised, double-blind, placebo-controlled study. Br J Psychiatry 1995; 167(3): 374-79.

Oulis P. Pregabalin in the discontinuation of long-term benzodiazepines use. Hum Psychopharmacol 2008; 23(4): 337-40.

Pande AC, Davidson JR, Jefferson JW *et al.* Tretament of social phobia with gabapentin a placebo-controlled study. J Clin Psychopharmacology 1999; 19: 341-48.

Pande AC, Feltner DE, Jefferson JW *et al.* Efficacy of the novel anxiolytic pregabalin in social anxiety disorder: a placebo-controlled multicenter study. J Clin Psychopharmacology 2004; 24: 141-49.

Papp M, Nalepa I, Antkiewicz-Michaluk L, Sánchez C. Behavioural and biochemical studies of citalopram and WAY 100635 in rat chronic mild stress model. Pharmacol Biochem Behav 2002; 72(1-2): 465-74.

Pitman RK, Sanders KM, Zusman RM, Healy AR, Cheema F, Lasko NB, Cahill L, Orr SP. Comment in: Curr Psychiatry Rep 2004; 6(4): 241-42. Pilot study of secondary prevention of posttraumatic stress disorder with propranolol. Biol Psychiatry 2002; 51(2): 189-92.

Pohl R, Berchou R, Rainey JM Jr. Tricyclic antidepressants and monoamine oxidase inhibitors in the treatment of agoraphobia. J Clin Psychopharmacol 1982; 2(6): 399-407.

Pohl RB, Wolkow RM, Clary CM. Sertraline in the treatment of panic disorder: a double-blind multicenter trial. Am J Psychiatry 1998; 155(9): 1189-195.

Pollack MH. Optimising pharmacotherapy of generalized anxiety disorder to achieve remission. J Clin Psychiatry 2001; 62 Suppl 19: 20-5.

Pollack MH. WCA recommendations for the long-term treatment of panic disorder. CNS Spectr 2003; 8(8 Suppl 1): 17-30.

Pollack MH, Lepola U, Koponen H, Simon NM, Worthington JJ, Emilien G, Tzanis E, Salinas E, Whitaker T, Gao B. A double-blind study of the efficacy of venlafaxine extended-release, paroxetine, and placebo in the treatment of panic disorder. Depress Anxiety 2007; 24(1): 1-14.

Pollack MH, Otto MW, Worthington JJ, Manfro GG, Wolkow R. Sertraline in the treatment of panic disorder: a flexible-dose multicenter trial. Arch Gen Psychiatry 1998; 55(11): 1010-016.

Pollack MH, Zaninelli R, Goddard A, McCafferty JP, Bellew KM, Burnham DB, Iyengar MK. Paroxetine in the treatment of generalized anxiety disorder: results of a placebo-controlled, flexible-dosage trial. J Clin Psychiatry 2001; 62(5): 350-57.

Price JS, Waller DC, Wood JM. A comparison of the post-marketing safety of four selective serotonin re-uptake inhibitors including the investigation of symptoms ocurring on withdrawal. Br J Clin Pharmacology 1997; 42: 757-63.

Rabinowitz I, Baruch Y, Barak Y. High-dose escitalopram for the treatment of obsessive-compulsive disorder. Int Clin Psychopharmacol 2008; 23(1): 49-53.

Rasmussen S, Hackett E, DuBoff E, Greist J, Halaris A, Koran LM, Liebowitz M, Lydiard RB, McElroy S, Mendels J, O'Connor K. A 2 year study of sertraline in the treatment of obsessive-compulsive disorder. Int Clin Psychopharmacol 1997; 12(6): 309-16.

Rasmussen SA & Eisen JL. The epidemiology and differential diagnosis of obsesessive compulsive disorder. J Clin Psychiatry 1995; 53(suppl): 4-10.

Rickels K. One-year follow-up of anxious patients treated with diazepam. Journal of Clinical Psychopharmacology, Volume 6, Issue 1 1986; 32-6.

Rickels K, Pollack MH, Feltner DE, Lydiard RB, Zimbroff DL, Bielski RJ, Tobias K, Brock JD, Zornberg GL, Pande AC. Pregabalin for treatment of generalized anxiety disorder: a 4-week, multicenter, double-blind, placebo-controlled trial of pregabalin and alprazolam. Arch Gen Psychiatry 2005; 62(9): 1022-030.

Robinson J. Therapeutic touch for anxiety disorders. Cochrane Depression, Anxiety and Neurosis Group Cochrane Database of Systematic Reviews 3 2007.

Rollman Bl, Belnap BH, Mazumdar S, Houck PR, Zhu F, Gardner W, Reynolds CF *et al.* A randomized trial to improve the quality of treatment for panic and generalized anxiety disorders in primary care. Arch Gen Psychiatry 2005; 62(12): 1332-341.

Romano S, Goodman W, Tamura R, Gonzales J. Long-term treatment of obsessive-compulsive disorder after an acute response: a comparison of fluoxetine versus placebo. J Clin Psychopharmacol 2001; 21(1): 46-52.

Roozendaal B. Glucocorticoids and the regulation of memory consolidation. Psychoneuroendocrinology 2000; 25(3): 213-38.

Rosenbaum JF, Zajecka J. Clinical management of antidepressant discontinuation. J Clin Psychiatry 1997; 58(Suppl 7): 37-40.

Roy-Byrne PP, Davidson KW, Kessler RC, Asmudson GJ, Goodwin RD, Kubzansky L *et al.* Anxiety disorders and comorbid medical illness. Gen Hosp Psychiatry 2008; 30(3): 208-25.

Russell JM, Weisberg R, Fava M, Hartford JT, Erickson JS, D'Souza DN. Efficacy of duloxetine in the treatment of generalized anxiety disorder in patients with clinically significant pain symptoms. Depress Anxiety 2008; 25(7): E1-11.

Rynn M, Russell J, Erickson J, Detke MJ, Ball S, Dinkel J, Rickels K, Raskin J. Efficacy and safety of duloxetine in the treatment of generalized anxiety Disorder: a flexible-dose, progressive-titration, placebo-controlled trial. Depress Anxiety 2008; 25(3): 182-89.

Sánchez C, Bergqvist PB, Brennum LT, Gupta S, Hogg S, Larsen A, Wiborg O. Escitalopram, the S-(+)-enantiomer of citalopram, is a selective serotonin reuptake inhibitor with potent effects in animal models predictive of antidepressant and anxiolytic activities. Psychopharmacology (Berl) 2003; 167(4): 353-62.

Sánchez C, Gruca P, Papp M. R-citalopram counteracts the antidepressant-like effect of escitalopram in a rat chronic mild stress model. Behav Pharmacol 2003; 14(5-6): 465-70.

Sánchez C, Papp M. The selective sigma2 ligand Lu 28-179 has an antidepressant-like profile in the rat chronic mild stress model of depression. Behav Pharmacol 2000; 11(2): 117-24.

Sandmann J, Lörch B, Bandelow B, Härtter S, Winter P, Hiemke C, Benkert O. Fluvoxamine or placebo in the treatment of panic disorder and relationship to blood concentrations of fluvoxamine. Pharmacopsychiatry 1998; 31(4): 117-21.

Schneemilch CE, Bachmann H, Ulrich A, Elwert R, Halloul Z, Hachenberg T. Clonidine decreases stress response in patients undergoing carotid endarterectomy under regional anesthesia: a prospective, randomized, double-blinded, placebo-controlled study. Anesth Analg 2006; 103(2): 297-302.

Schweizer E, Rickels K. Benzodiazepine dependence and withdrawal: a review of the syndrome and its clinical management. Acta Psychiatr Scand 1998; 393: 95-101.

Semergen DoC. Madrid Edycomplet 2006.

Sheehan DV, Meyers AL, Prakash A, Robinson MJ, Swindle RW, Russell JM, Mallinckrodt CH. The relationship between functional outcomes and the treatment of anxious and painful somatic symptoms in patients with generalized anxiety disorder. Curr Med Res Opin 2008.

Shin LM, Wright CI, Cannistraro PA, Wedig MM, McMullin K, Martis B, Macklin ML, Lasko NB, Cavanagh SR, Krangel TS, Orr SP, Pitman RK, Whalen PJ, Rauch SL. A functional magnetic resonance imaging study of amygdala and medial prefrontal cortex responses to overtly presented fearful faces in posttraumatic stress disorder. Arch Gen Psychiatry 2005; 62(3): 273-81.

Shorr RI, Bauwens SF. Diagnosis and treatment of outpatient insomnia by psychiatric and nonpsychiatric physicians. Am J Med 1992; 93(1): 78-82.

Siebert M, Markowitsch HJ, Bartel P. Amygdala, affect and cognition: evidence from 10 patients with Urbach-Wiethe disease. Brain 2003; 126(Pt 12): 2627-637.

Sihvo S, Hamalainen J, Kiviruusu O, Pirkola S, Isometsa E. Treatment of anxiety disorders in the Finnish general population. Journal of Affective Disorders 2006; 96(1-2): 31-8.

Simon NM, Hoge EA, Fischmann D *et al.* An open label trial of riesperidone augmentation for refractory anxiety disorders. J Clin Psychiatry 2006; 67: 381-85.

Smolders M, Laurant M, Roberge P, VanBalkom A, Van Rijswijk E, Bower P, Grol R. Knowledge transfer and improvement of primary and ambulatory care for patients with anxiety. Can J Psychiatry 2008; 53(5): 275-76.

Southwick SM, Davis M, Horner B, Cahill L, Morgan CA 3rd, Gold PE, Bremner JD, Charney DC. Relationship of enhanced norepinephrine activity during memory consolidation to enhanced long-term memory in humans. Am J Psychiatry 2002; 159(8): 1420-422.

Stahl S. Essential psychopharmacology: neuroscientific basis and practical applications. Cambridge, U.K.: Cambridge University Press 2000.

Stahl SM, Gergel I, Li D. Escitalopram in the treatment of panic disorder: a randomized, double-blind, placebo-controlled trial. J Clin Psychiatry 2003; 64: 1322-327.

Stein D, Lerer B, Stahl S (eds). Evidence-based psychopharmacology. Cambridge University Press 2005.

Stein DJ, Andersen EW, Tonnoir B, Fineberg N. Escitalopram in obsessive-compulsive disorder: a randomized, placebo-controlled, paroxetine-referenced, fixed-dose, 24-week study. Curr Med Res Opin 2007; 23(4): 701-11.

Stein DJ, Versiani M, Hair T, Kumar R. Efficacy of paroxetine for relapse prevention in social anxiety disorder: a 24 week study. Arch Gen Psychiatry 2002; 59(12): 1111-118.

Stein MB. Antidepressant adherence and medical resource use among managed care patients with anxiety disorders. Psychiatric Services 2006; 57(5): 673-80.

Stein MB, Fyer AJ, Davidson JR, Pollack MH, Wiita B. Fluvoxamine treatment of social phobia (social anxiety disorder): a double-blind, placebo-controlled study. Am J Psychiatry 1999; 156(5): 756-60.

Stein MB, Kerridge C, Dimsdale JE, Hoyt DB. Pharmacotherapy to prevent PTSD: Results from a randomized controlled proof-of-concept trial in physically injured patients. J Trauma Stress 2007; 20(6): 923-32.

Stein MB, Liebowitz MR, Lydiard RB, Pitts CD, Bushnell W, Gergel I. Paroxetine treatment of generalized social phobia (social anxiety disorder): a randomized controlled trial. JAMA 1998; 280(8): 708-13.

Strawn JR, Geracioti TD Jr. Noradrenergic dysfunction and the psychopharmacology of post-traumatic stress disorder. Depress Anxiety 2008; 25(3): 260-71.

Subtypes, and other neuronal receptors. Neuropsychopharmacology 2001; 25(6): 871-80.

Sultan A, Gaskell H, Derry S, Moore RA. Duloxetine for painful diabetic neuropathy and fibromyalgia pain: systematic review of randomised trials. BMC Neurol 2008; 8(1): 29.

Tesar GE. High-potency benzodiazepines for short-term management of panic disorder: the U.S. experience. Journal of Clinical Psychiatry 1990; 51(Suppl 4-10): 50-3.

Thomas RE. Benzodiazepine use and motor vehicle accidents. Systematic review of reported association. Can Fam Physician 1998; 44: 799-808.

Thompson C. Discontinuation of antidepressant therapy: emerging complications and their relevance. J Clin Psychiatry 1998; 59(10): 541-48.

Tillfors M, Furmark T, Marteinsdottir I, Fischer H, Pissiota A, Långström B, Fredrikson M. Cerebral blood flow in subjects with social phobia during stressful speaking tasks: a PET study. Am J Psychiatry 2001; 158(8): 1220-226.

Tranel D, Gullickson G, Koch M, Adolphs R. Altered experience of emotion following bilateral amygdala damage. Cognit Neuropsychiatry 2006; 11(3): 219-32.

Tyrer P. Classification of anxiety disorders: a critique of DSM- III. J Affect Dis 1986; 11: 99-104.

Tyrer P. The place of tranquillisers in the management of stress. Journal of Psychosomatic Research 1983; 27(5): 385-90.

Tyrer P, Rutherford D, Huggett T. Benzodiazepine withdrawal symptoms and propanolol. Lancet 1981; 1: 502-22.

Tyrer P, Seivewright H, Simmonds S, Johnson T. Prospective studies of cothymia (mixed anxiety-depression): do they inform clinical practice? Eur Psychiatry Clin Neurosci 2001; 251(supple 2): 53-6.

Usall J, Márquez M. Trastorno mixto ansioso-depresivo: un estudio naturalístico. Actas Esp Psiquiatr 1999; 27: 81-6.

Van Amerigen M, Mancini C, Pipe B, *et al.* An open trail of topiramato in the treatment of generalized social phobia. J Clin psychiatry 2004; 65: 1674-678.

Van Ameringen MA, Lane RM, Walker JR, Bowen RC, Chokka PR, Goldner EM, Johnston DG, Lavallee YJ, Nandy S, Pecknold JC, Hadrava V, Swinson RP. Sertraline treatment of generalized social phobia: a 20 week, double-blind, placebo-controlled study. Am J Psychiatry 2001; 158(2): 275-81.

Van Rijswijk E, Borghuis M, Van de Lisdonk E, Zitman F, Van Weel C. Treatment of mental health problems in general practice: a survey of psychotropics prescribed and other treatments provided. International Journal of Clinical Pharmacology & Therapeutics 2007; 45(1): 23-9.

Van Stegeren AH, Goekoop R, Everaerd W, Scheltens P, Barkhof F, Kuijer JP, Rombouts SA. Noradrenaline mediates amygdala activation in men and women during encoding of emotional material. Neuroimage 2005; 24(3): 898-909.

Van Vliet IM, den Boer JA, Westenberg HG. Psychopharmacological treatment of social phobia; a double blind placebo controlled study with fluvoxamine. Psychopharmacology (Berl) 1994; 115(1-2): 128-34.

Versiani M, Mundim FD, Nardi AE, Liebowitz MR. Tranylcypromine in social phobia. J Clin Psychopharmacol 1988; 8(4): 279-83.

Victor W, Vieweg R, Julius DA, Fernández A *et al.* Posttraumatic stress disorder: Clinical features, pathophysiology, and treatment. Am J Med 2006; 119: 383-90.

Warner CH, Bobo W, Warner C, Reid S, Rachal J. Antidepressant discontinuation syndrome. Am Fam Physician 2006; 74(3): 449-56.

Yang TT, Simmons AN, Matthews SC, Tapert SF, Bischoff-Grethe A, Frank GK, Arce E, Paulus MP. Increased amygdala activation is related to heart rate during emotion processing in adolescent subjects. Neurosci Lett 2007; 428(2-3): 109-14.

Zohar J, Judge R. Paroxetine versus clomipramine in the treatment of obsessive-compulsive disorder. OCD Paroxetine Study Investigators. Br J Psychiatry 1996; 169(4): 468-74.

www.ingramcontent.com/pod-product-compliance
Lightning Source LLC
LaVergne TN
LVHW080431200726
843507LV00004B/781